苦しみの医療から
喜びの医術へ

情動療法への道

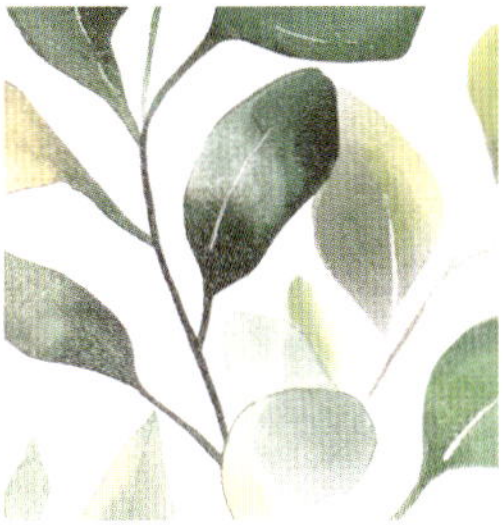

藤井昌彦

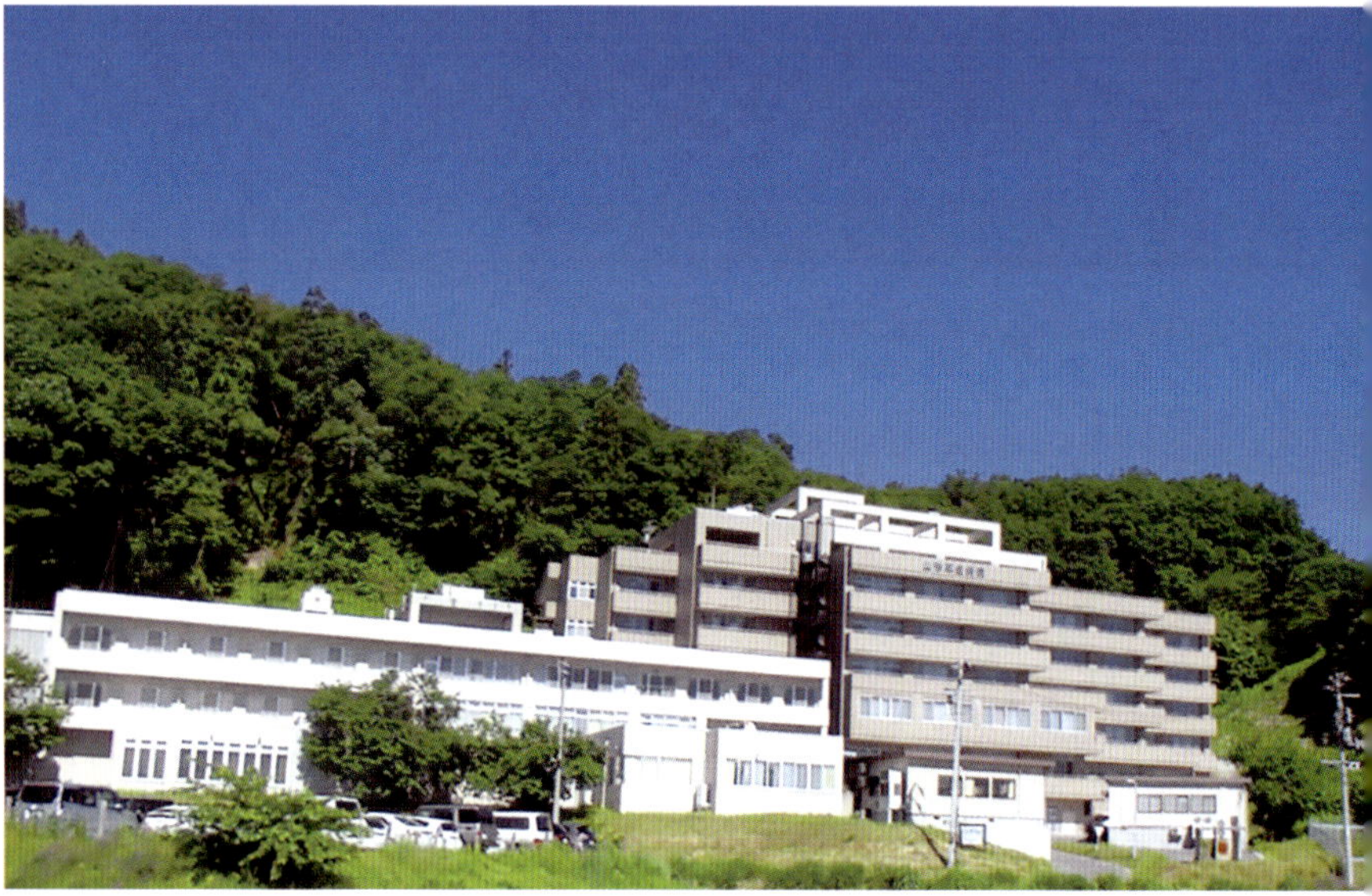

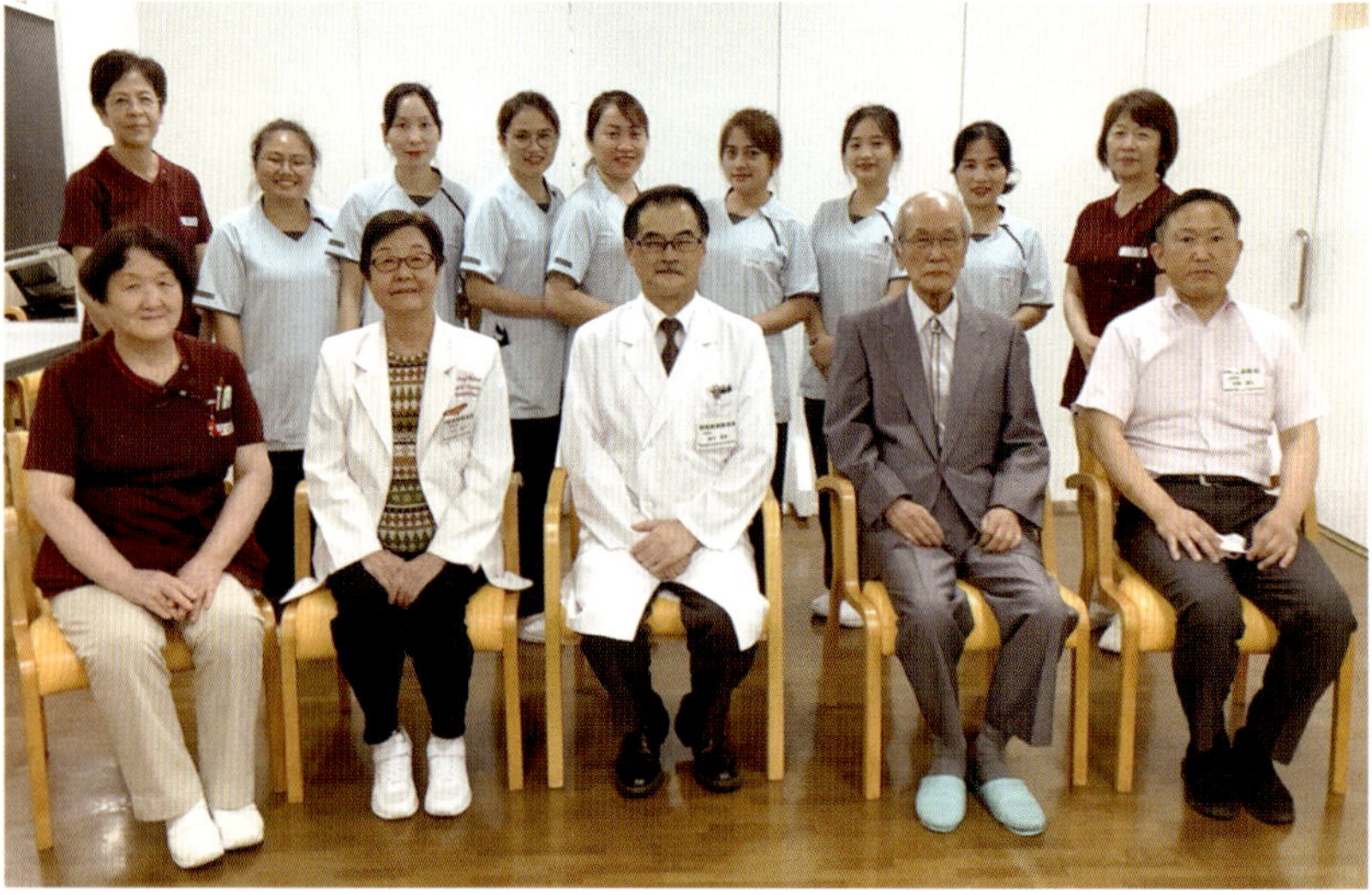

上：山形厚生病院全景（山形市菅沢）。
下：外国からの研修生と。中央が著者、その右が千葉昌和先生、佐藤副理事長、左が大谷看護部長。

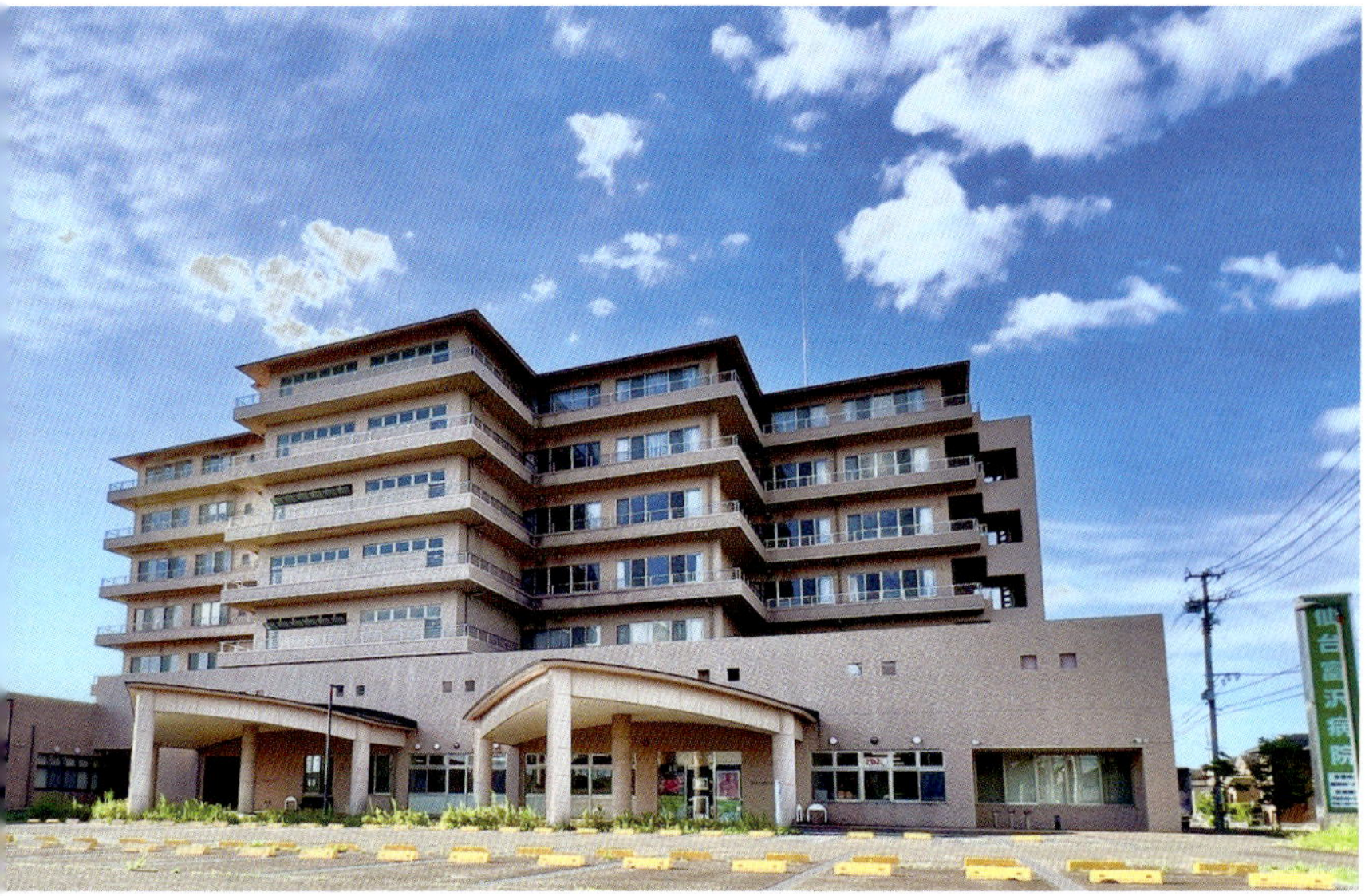

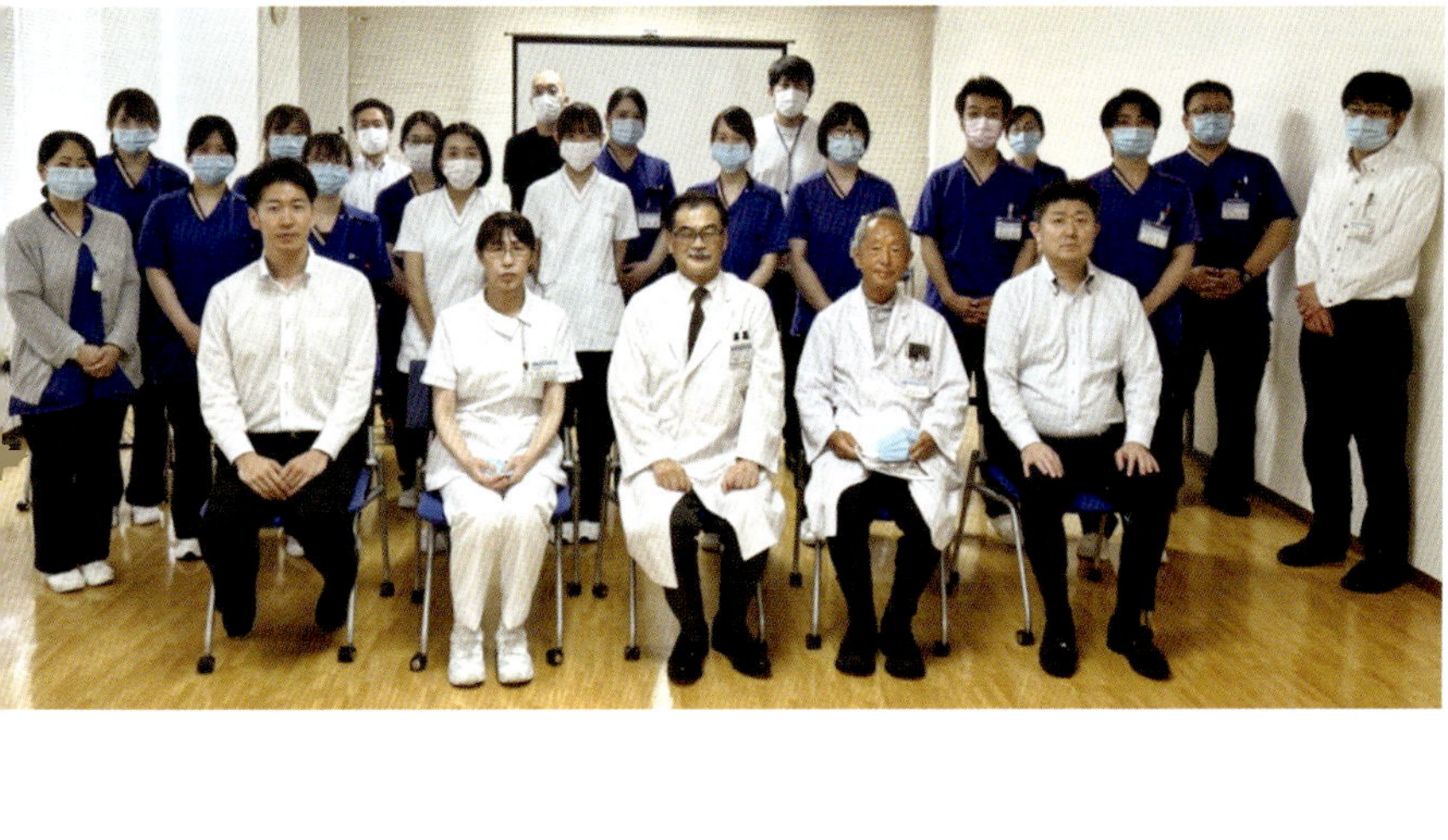

上：仙台富沢病院全景（仙台市太白区）。
下：スタッフと。中央が著者、その右が佐々木英忠先生、川村副理事長、左が菊地看護部長。

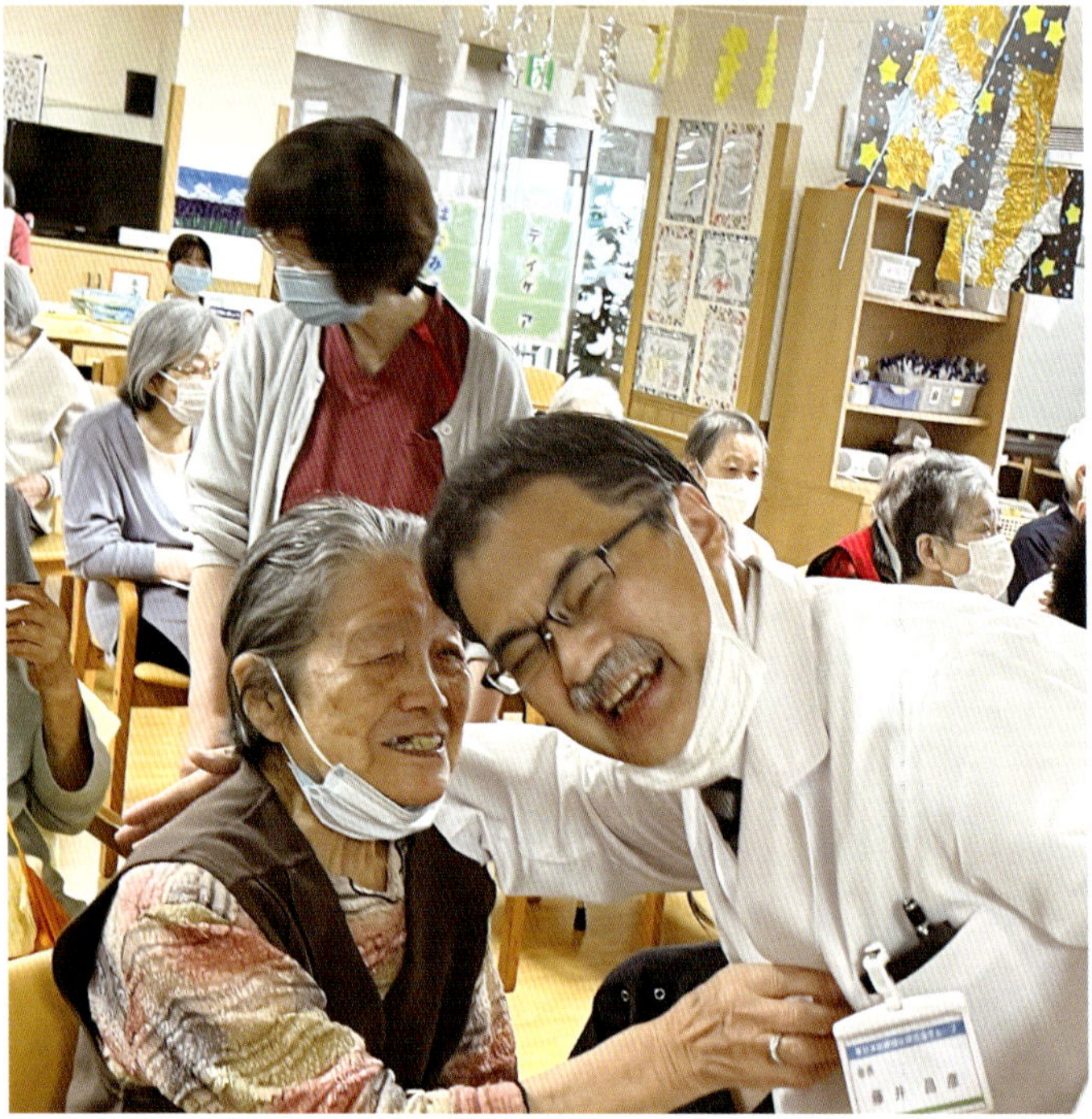

仙台富沢病院に通院している 90 代のアルツハイマー型認知症の患者さんと著者。初診から 10 年経っているが、豊かな情動機能が保たれており、パーソナルソング・メソッド（第４章参照）に参加した際にも花笠音頭、仙台音頭などのワードが記憶の中から出てきた。一緒に暮らしている長女の方の介護力が非常に高く、介護者の考え方が柔軟で楽観的であることが在宅介護成功の大きな要因と思われる（第６章参照）。

はじめに

皆さんは「情動機能」という言葉をご存じでしょうか。

私たちの脳は「認知機能」と「情動機能」の二つに大きく分けることができます。

認知機能は物事を理解したり判断したり記憶したり、また論理的に考えたりする機能で、社会生活を送るうえで必要とされる脳の働きです。

対して「情動機能」は喜びや悲しみ、また他人を思いやる優しさなど感情に結びつく機能で、こちらも社会生活を円滑におくるうえで欠かせないものです。情動機能の豊かさは本人の生活の質、クオリティオブライフ（ＱＯＬ）にも大きく影響します。


「物忘れがひどくなり社会生活に支障をきたす症状」と定義される認知症は、認知機能が衰えることで発症するとされています。

人口の約３割が65歳以上の高齢者となった現在の日本。厚生労働省は２０４０年には、65歳以上の高齢者のうち6・7人に1人が認知症を発症すると予測しています。

そう、我が国の認知症対策は待ったなしの状況なのです。


認知症は進行性の病気で一度発症すると回復は見込めません。うまく社会生活がおくれない苛立ちから怒りなどの苦悩的情動を表出する患者が多く、家族や介護者が対応に苦慮する場面は、介護経験者でなくとも容易に想像できるでしょう。

こういった症状を薬で抑えることはできますが、それが本当に治療と呼べるのか。そんな医療現場へ対する違和感から、私の情動療法への取り組みはスタートしました。


認知症患者が怒りを表出するのは、認知機能が衰えても情動機能が残っているから。ならば、情動を怒りから喜びや感動へ移行してあげれば、認知機能が回復しなくても豊かな心で生活できるのではないか。

これが情動を中心にした治療の基本的な考え方です。私はこれまで長年の医師としての経験の中で、認知症患者が標準的な認知機能を持った人に比べ、純粋に感動や感謝を口にする姿をたくさん見てきました。

また、老いや死を恐れず今日という日に感謝しながら生活する様子や、家族の健康を願う姿に、「生きる」ということの本来の意味を教えていただいてきたように思います。


現在の医療界では認知機能が認知症の中核症状とされており、怒りなど感情の起伏といった情動機能は周辺症状とされていますが、果たしてこの考え方はこれからの高齢社会に合致しているでしょうか。情動機能こそが中核であると定義し直し、認知症患者が最後の瞬間まで尊厳を持って心豊かに生きられるようにすることこそが求められているのではないでしょうか。

また、認知症の定義は「物忘れがひどくなり社会生活に支障をきたす状態」ですが、物忘れがひどくても、明るさや優しさを失うことなく周囲の人と関わり合いを持つことができるなら、それは「社会生活に支障をきたす状態」と呼べるでしょうか。

確かに認知機能が衰えれば日常動作に困難が生じます。しかし豊かな情動をもちデライトフルな日々の中で、周囲との関わりに問題が起きていないのであればどうでしょう。今こそ、従来の認知症の定義を見直す時なのではないでしょうか。

長く常識とされてきたことを根底から覆すこの考え方には批判や反発があるかもしれません。しかし大学時代から多くの素晴らしい出会いに恵まれ、恩師や同志とともに研究を進めてきたことで、豊かに歳を重ねる「デライトフルエイジング」がようやく形となってきました。

本書を通して、認知症患者の情動の本質とは何かを皆さんに知っていただければ幸いです。あなたの家族が認知症を発症するかもしれないし、あなた自身に起こるかもしれない。すべての人が人ごとにはできない「老い」を、恐れることなく受け入れられるよう、ぜひこの本で紹介する情動療法を参考にしていただきたいと思います。

また本書の後半では、これからの医療が向かうべき道筋にも触れていきます。いまの日本の医療は科学の分野では三周遅れなのではないか、そんな違和感を長年抱えてきました。それではこれからの医療はどうあるべきなのか。私が辿り着いた答えを本書で披露させていただきます。

情動療法の話を始める前に、東北の片田舎で生まれ育った私が医師を目指し、情動を大切にすることこそが、すべての人にとって重要であるという思いに至った経緯からお話ししましょう。

目　次

第3章　苦しみの医療から喜びの医術へ……69

第4章　パーソナルソング・メソッド……115

第6章　家族介護と共生社会……169

第1章　私の原点

脳性麻痺の兄と過ごした子ども時代

私は秋田県の北部、日本海に面した能代市で生まれました。地元の著名人といえば小野喬《たかし》さんでしょうか。1956年メルボルンオリンピックに出場し体操競技で日本人初の金メダリストになった人物ですが、今の人はご存じないでしょう。

また能代工業高等学校のバスケットボール部が長年、全国で活躍していることから比較的スポーツが盛んな街と言えますが、私自身はスポーツよりも音楽が好きな子どもでした。

ハーモニカが得意でコンテストに出場し優勝したこともあります。また、8歳上の兄の影響でレコードを聞いたりと音楽に傾倒した少年時代を過ごしていたので、将来は芸術の道に進もうかなど考えたりもしたものです。

兄がレコード好きだったのには理由があります。彼は生まれつき脳性麻痺を患っており、頭はしっかりしているのですが手足が思うように動かせず、車イスで生活していました。そのため自宅で過ごす時間が長く、自然とレコード鑑賞が趣味となった兄の傍らで、自分も一緒に名盤に耳を傾けていることが多くなりました。

しかし兄は決して自宅に引きこもっていたわけではありません。非常に社交的な性格で、学校の友達や近所の仲間を家に呼び、わいわいと過ごすのが好きでした。私が病院経営に携わるようになり、多くの素晴らしいスタッフが各地から集まり力を貸してくださるようになったのは、兄譲りの性格のおかげといえるでしょう。

リーダー格というわけではありませんが、不思議と周囲に人が集まってくる。来るものは拒まず、去る者は追わず。出会いと別れを人生における自然なステップと捉え、いまいる仲間を大切に、楽しい時間を過ごしていく。そんな兄の影響を私は大きく受けて育ちました。これまで病院経営で大変な思いはいくつもしましたが、人との出会いで苦労したことが一度もないのは、兄に感謝しなければなりません。

兄との思い出は家の中ばかりではありません。兄には「社会の役に立ちたい」という思いが子どものころから非常に強くありました。そこで思いついたのが「交差点を渡るお年寄りの手伝い」をすること。休日に私の友人も連れ立ち、朝から交差点へ出向くのです。

そして、道を渡ろうとするお年寄りを見かけると兄が一声「行けー！」と号令をかけました。私はすかさず友人と走っていって「一緒に渡りましょうか」などと言って手を引いてみたり、荷物を持ってあげてみたり。それが果たして、本当に社会の役に立っていたかは分かりませんが、小学生だった私と脳性麻痺の兄にとって、精一杯の社会貢献だったことは確かです。

人生で初めて感じた惨めさ

あるとき兄が歯が痛むというので、歯医者へ連れて行くことにしました。せっかく見てもらうのなら良い先生にお願いしようということで、能代で一番有名な歯科医を調べ、出かけていったのです。

当時、私は小学校の真ん中くらいの学年だったと思います。兄が乗る車イスを押し、えっちらおっちら歯医者へと向かったのですが、入り口へ辿り着くには階段を上らな

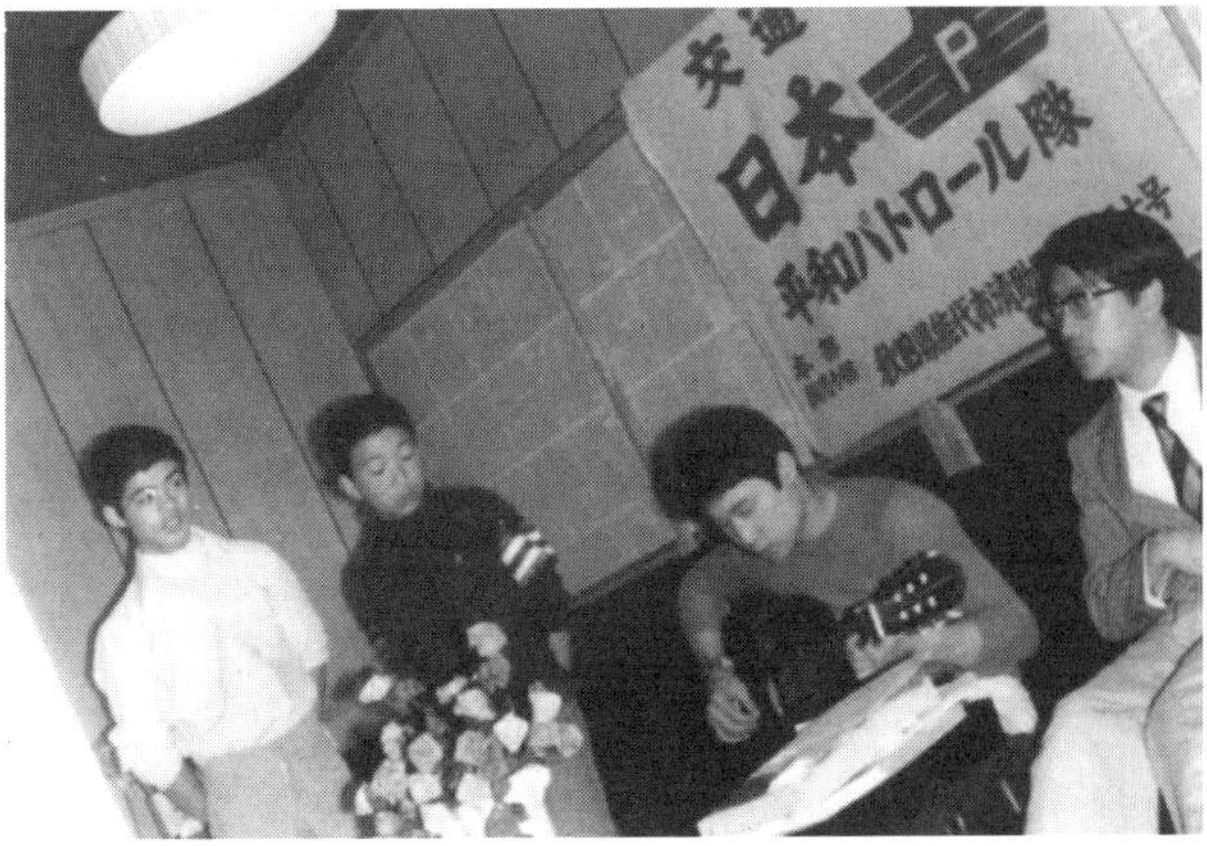

ボランティア活動を通して兄の影響を受ける。右端が兄、左端が著者。

ければなりませんでした。

小学生の私に兄を抱えて階段を上るなど到底不可能です。兄に階段の下で待っていてもらい、一人で駆け上がると、受付の人に事情を説明しました。

「ここはすごく良い歯医者さんだと聞いたので、どうしても診てもらいたいのです。ただ、兄は階段が上れません」

その人は階段下まで様子を見にきてくれたのですが、兄の姿をみると「ちょっと相談して来るから待っていて」といって、踵を返してクリニックへ戻っていきました。

車イスに乗っているし、脳性麻痺もあるしということで、きっと彼女も困惑したのでしょう。再び姿を表すと、「上まで運ぶのは無理だから、申し訳ないけどよその歯医者さんに行ってくれる？」といいました。

歩けない兄を運ぶのが難しいから断られたのか、脳性麻痺だから断られたのか、それはいまだにわかりません。しかし、子どもながらに胸に込み上げる思いがありました。

「この歯医者が良いと聞いたから、せっかく重たい車イスを押してここまで来たのに」

帰り道、車イスを押しながらボロボロと涙が溢れてきました。

「兄が歯が痛いと言っているのに、どうしてみてもらえないんだろう」

兄は「泣くことないよ。大丈夫だから」と慰めてくれました。しかし、兄も残念だったに違いありません。痛む歯を我慢しながら、泣き止まない私に声をかけ続ける兄に、なんとも申し訳ない気持ちがこみあげ、ますます涙が止まらなくなりました。それまで、兄の病気を当然のように受け入れ過ごしてきた私が、初めて感じた惨めさでした。

あの日の出来事は今でも原風景として私の中に残っています。治療を必要として

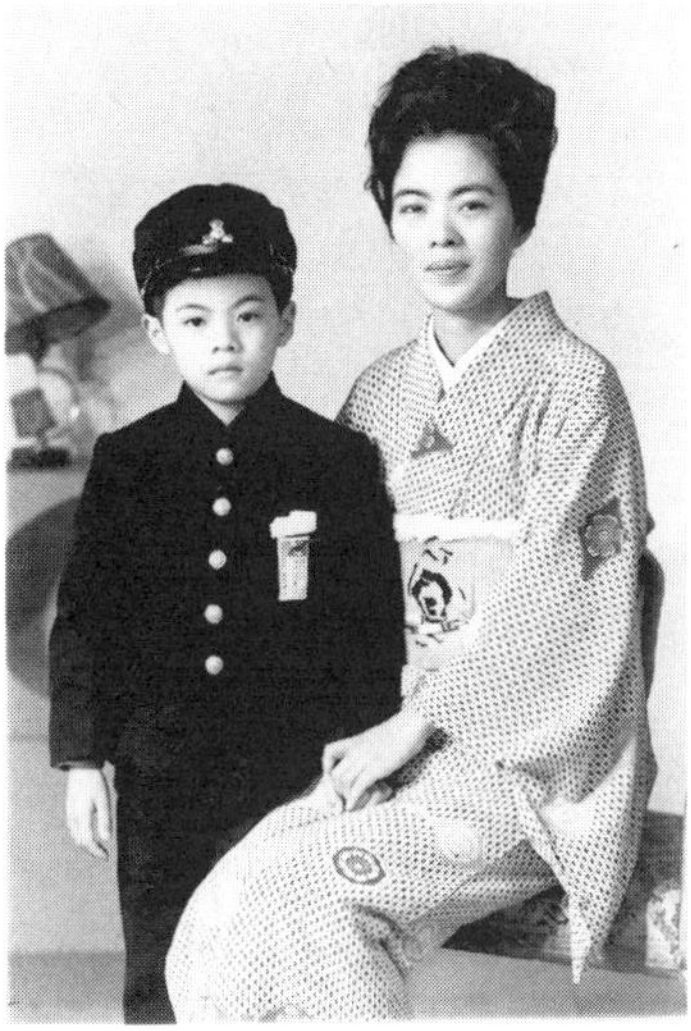

音楽好きだった少年時代の著者。（母と）

困っている人がいる。しかし現実は色々な事情があって、診察してもらうことすら叶わないことがある。脳性麻痺の兄が気丈に振る舞う姿に感じた、胸の中のモヤモヤとした思いは、何十年たった今でも、自分の中に深く刻み込まれています。

音楽好きな少年だった私が初めて医師になろうと思ったのは、おそらくあの時でしょう。自分は絶対に「できない」と言わない医師になろう。色々な事情を言い訳にして患者を断るようなことはしない医師になろうと思ったあの日の思いは、いま私が取り組んでいる情動療法にも大きく影響しています。

充実した大学生活

兄と歯医者へ行った時のできごとは、確かに私にとって医師としての原点ですが、小学生の時から一心不乱に医学の道を目指していたわけではありません。要領の良かった藤井少年はあまり真面目に学業に取り組むことなく、しかしテスト前日には徹夜で教科書を丸暗記。記憶が薄れないうちに試験を受けるので成績は上々という、手抜きと集中のバランスの良い学生でした。

中学生だった私が一夜漬けに励んでいると、いつも兄が一緒に徹夜をしてくれていました。話しかけてくるでもなく、勉強をみてくれるでもなく、そばで本を読んだり音楽を聴いたりしているだけなのですが、「一緒に起きていてくれる」ということが心強く感じられて、嬉しかったのを覚えています。

兄には、たくさん愛情を注いでもらいました。歳が8歳違うので、きっと私が可愛

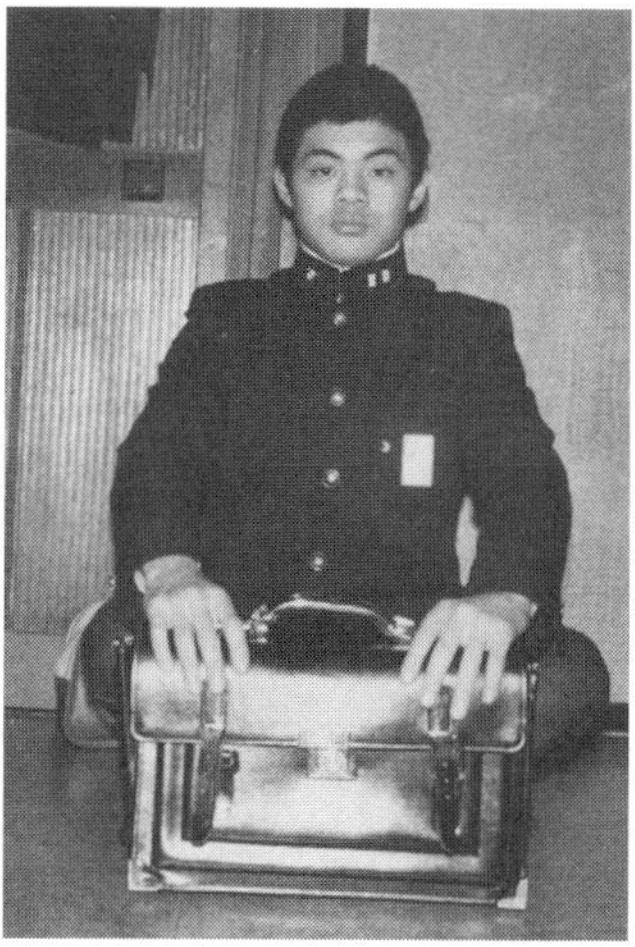

中学時代は生徒会長だった。

かったのでしょう。いつもそっと寄り添っていてくれる、そんな兄でした。高校に上がるころ、兄が施設に入るため離れて暮らすことになり、私も自分の進路を考えるようになったときに思い出したのが、兄と歯医者へ行ったときのことでした。

人生で初めて知る「惨めさ」という感情にボロボロと泣きながら「自分は絶対に患者を断らない医師になろう」と思ったあの日のこと。大学は迷わず医学部を選びました。

能代から車で2時間弱のところにある

青森県の弘前大学に運よく合格し、始まった大学生活では、兄譲りの「みんなでわいわい過ごすのが好き」という性格が大いに発揮されました。

その中でも、一番の思い出は「学友会」での活動です。弘前大学医学部には学生自治会とは別に学友会というものがあり、学生と教授の親睦を目的にした活動をしていました。当時、大人気だったシンガーソングライターの尾崎亜美さんを招きコンサートを開催したり、医師で作家の渡辺淳一さんの講演会を企画したり。大学を飛び出し、社会人の真似事をしているような感覚が楽しくて、かなり熱心に取り組んでいました。

また、教授を招いた麻雀大会は恒例のイベントでした。普段、なかなか親しくなる機会がない教授とも、「ポン」や「チー」などと言いながら一緒に麻雀をすると、グッと心の距離が縮まるのです。

もともと要領がよくちゃっかりした性格でしたが、高名な先生でも物怖じせずに頼み事ができてしまう私の図々しさは、学友会活動のたまものかもしれません。

また、二つの病院を運営することになってからも、可愛がっていた後輩が私の病院で働きたいと連絡をくれることがあり、いまだに学友会での経験や人付き合いが財産として私の医師人生を支えてくれています。余談となりますが、のちの妻ともこの学友会で知り合うことができました。

ミーハー心で外科医を目指す

のびのびと大学生活を謳歌していた私は、気づけば外科医を目指していました。あの当時、外科といえば一番の花形。ちゃっかりした性格の私はミーハーな面もあったのでしょう。さまざまな科を見て回っている中で、華々しい雰囲気をまとった外科の医師が格好よく見え「外科医は偉いのか」と憧れを抱くようになりました。その頃には兄との記憶もすっかり薄れ、自分がなぜ医師を目指したのかというモチベーションよりミーハー心がまさっていたと言うよりほかありません。

外科医を目指したのには、もう一つ理由があります。私が生まれ育った能代は木材業が盛んで、子どもの頃、近所の木材工場で遊んでいたことがあったのです。その工場の経営者のお嬢さんが嫁いだのが弘前大学第二外科の当時、助教授（いまで言う准教授）だった今充《こんみつる》先生。そもそも私の家と木材工場の間には何の関係もなく、ただ勝手に入り込んで遊んでいただけに過ぎないので、今先生にしてみれば私は赤の他人なのですが、大学進学とともに青森に引越し一人暮らしを始める私の身元保証人になってくださいました。

今先生は青森県津軽の出身。講演で登壇しても決して標準語は使わず津軽弁で話すユニークな一面をお持ちでしたが、東北では非常に有名な先生で、厳しいけれど素晴らしい教育者であった今先生のもとで学びたいという思いがあり、大学院へ上がる際に第二外科への入局を選んだのです。

千葉先生との出会い

当時外科では、大学院のうちによその教育基幹病院に一定期間研修に行くというのが慣例でした。長く大学院にいるとうるさい先輩にこき使われたりするものですから、これ幸いとばかりに、遠くの病院を希望し、山形県立河北病院へ行くことにしました。

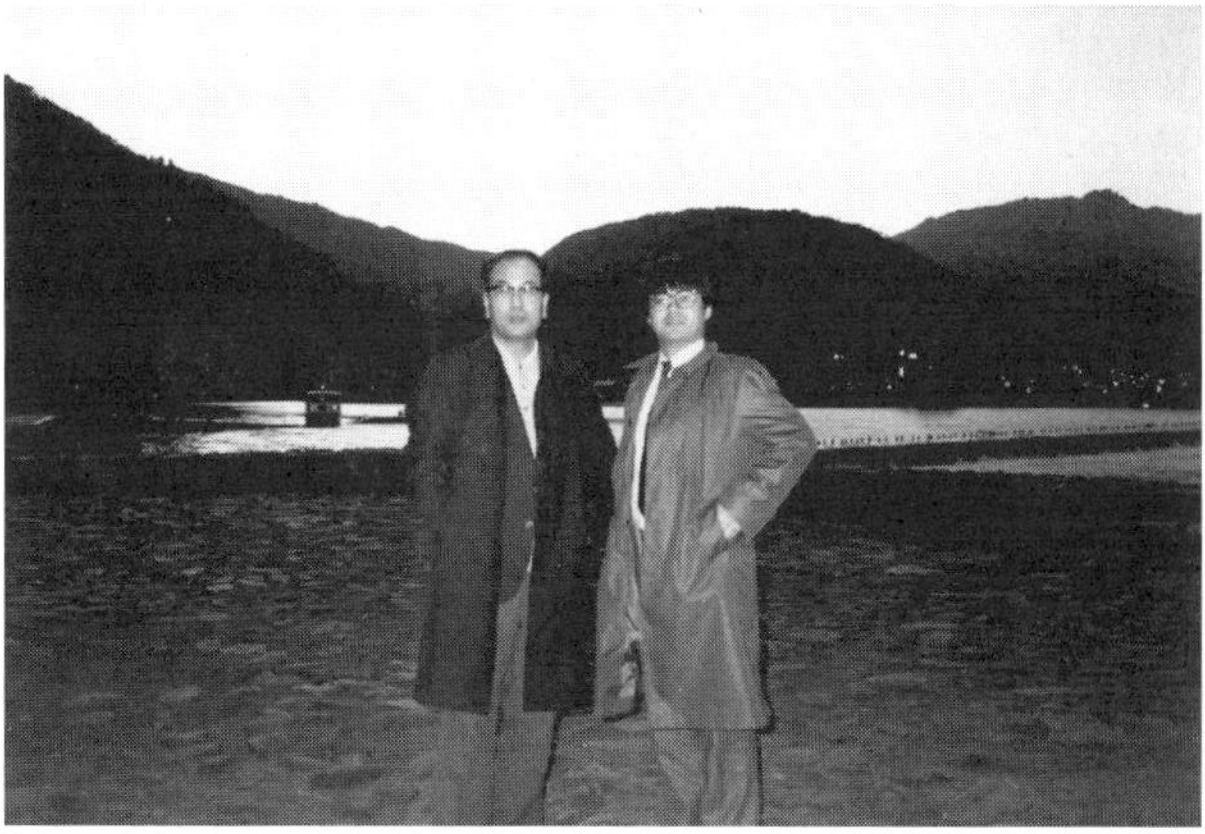

千葉昌和先生（左）と著者。駆け出し医師として初めて参加した日本外科学会学術会議（京都）にて。

この時、副院長を務められていたのが外科の千葉《ちば》昌和《まさかず》先生で、大変勉強させていただきました。若いうちは大学にいると、臨床医として執刀する機会がほとんどありません。鼠径ヘルニアなどは手術をさせてもらったことがありましたが、胃がんや大腸がんなどは切らせてもらえないのです。

しかし千葉先生のお考えは違いました。助手として手術を見学しながら技術を盗むのが新人外科医の修行とされるなか、「実際にやってみないとわからないこともある」とおっしゃり、執刀の機会をたくさん設けてくださいました。

もちろん指導医がそばに立ち「ああしな

さい、こうしなさい」と細かく指示を出すわけですが、指導がちゃんとしていれば若手に切らせても、手術をきちんとコントロールできるというのが千葉先生のお考えで、若かった私には非常に魅力的な環境でした。

千葉先生は先輩としても指導医としても非常に愛のある方で、私の外科医としての恩師は間違いなく千葉先生です。のちに山形厚生病院を立ち上げたときには、礼を尽くして院長にご着任をしていただきました。

末期がん患者との出会い

河北病院での勤務は2年程度でしたが、非常に多くの症例を担当し、執刀医として関わらせていただきました。どの患者も大切な方々ですが、一人、決して忘れられない患者がいます。

その患者は40代の女性で肝臓がんの末期でした。腹水がたまり、すでに手の施しようがない状態。外科医としてできることが何もない状態であっても、自分がみた症例は、最後の最後までみていくことが外科医として大事なことであると千葉先生はおっしゃいました。

その女性は強い痛みに苦しんでおいででした。時にはモルヒネのようなものを使って痛みの緩和をはかりますが、そのようなものはほんの気休めにしかならず、少し経つとまた苦痛を訴えてきました。

苦悶の表情で痛みに耐える姿をみて、不思議に思った私は胸の内を尋ねてみました。すると彼女は小さな娘がいるのだと話し始めました。

「自分がいなくなったあと、娘が苦労するのではないかと思うと心配で心配で」と話した彼女は亡くなられた際にも、強い苦悶の表情を浮かべておられました。

同時期に、認知症の症状が出ている高齢の末期がん患者をみる機会もありました。先の女性と同様に末期なのですが、不思議と苦痛を訴えることがほとんどありませんでした。それどころか、毎日平然とたんたんと入院生活を過ごしていた彼女は、認知症の症状により、自分ががんということを理解していなかったのかもしれません。

たまには痛みを訴えることもありましたが、モルヒネの使用も少量で、穏やかに痛みの緩和ができていました。なぜ同じ症状でありながらこんなにも違うのか。

がんの末期になったときには、認知症患者のほうが不安を抱えることなく穏やかに終末を迎えられるのではないかという思いが頭に浮かびました。私がいま高齢者専門の病院を経営しながらデライトフルエイジングを追及しているのも、もとを掘り起こせば、このときの経験が出発点となっています。

あの時、デライトフルな入院生活を送れるよう歓喜的情動に働きかけてあげることができていたら、40代の末期がん患者はあんなにも苦悶の表情で最期のときを迎えることはなかったかもしれません。そう思うと悔やまれてなりませんが、当時の私は外科医からがん免疫の研究へと興味をうつし、「第三の治療」を模索している最中で、歓喜的情動に着目したのは、もっとずっと後のことでした。

がん免疫の研究

外科というのは非常に発想が単純と言ったら怒られてしまうでしょうが、腫瘍を見つけたら切除すればいいと考えるものなのです。しかしがんには転移があります。がん患者は主病巣が原因で死亡するより転移によって死に至ることのほうが多いのです。それではどうすれば転移を未然に防げるかというと、人が本来持っている免疫力を高めるよりほかありません。

私がいた第二外科は消化器外科でしたので、大腸がんなど消化器にまつわるがんを扱うのですが、門脈性がん転移というものがあります。門脈とは、胃、小腸、大腸、膵臓、脾臓といった臓器から、血液が肝臓に入っていく静脈のことで、この門脈を通じて肝臓にがんが転移するケースが多くみられます。

脾臓は健康な時には、あまり目立った働きがないため眠っている臓器と言われますが、脾臓を活性化することで、門脈を通じた肝臓へのがん転移を防げるのではないか、こう仮説をたて、大学院で研究をしていました。

がん免疫の研究に没頭するようになったのには、先に述べた40代でがんで亡くなられた女性の存在も影響しています。いまにして思えば、彼女が訴えていた激しい痛みは、心因性の部分もあったのではと考えられるのですが、当時まだ情動に着目していなかった私は、がんの転移を未然に防ぐことができれば、彼女の人生も変わっていたのではないかと思えたのです。

一方、自分の病気を理解せず死への恐怖を抱えることなく入院生活を送っていた認知症のがん患者は、自己防衛反応としての心理的な免疫によって症状を穏やかにできていたのではないかとも思えました。

そのような思いから、がん免疫の研究を行うことで手術や抗がん剤投与に次ぐ「第三の治療」ができるのではないかと考えるようになりました。

第2章　連続するセレンディピティ

生活費のためアルバイトに

弘前大学に戻り、がん免疫についての論文を書き上げると、大学院の修了まであと一年というタイミングで今先生から東北大学の最先端を走っていた免疫学の熊谷勝男《くまがいかつお》教室を紹介されました。内地留学という形で数年間行って、研究を深めたらいいのではないかと提案してくださったのです。

この提案をありがたく頂戴し、仙台へいくことにしたのですが、やはり生活するためには研究ばかりをしているわけにも行きません。すでに結婚をしていたので、家族を支えていかなければならず、アルバイトに出てお金を稼がなければと思うようになりました。

そんな時、同じ研究室の仲間が「お金に困っているんじゃないか?」と声をかけてくれました。「僕の知っているバイト先があるから紹介してあげるよ」と。このとき紹介してくれた病院がその後の私の人生を決定づけることになるとは、当時は思いもしませんでした。ただただ渡りに船とばかりに、深く考えず紹介された病院に足を運んだのです。

　これまでの人生でたくさんの素晴らしい出会いに恵まれ、多くの方から影響を受けお力添えをいただき、今の私があるわけですが、一番の立役者はあのときバイト先を紹介してくれた彼かもしれません。彼がなぜそのバイト先を紹介してくれたのか、もしかしたら仙台に来てまもない私を不憫に思い、自分のバイト先を譲ってくれたのかもしれません。あのとき別の病院に赴いていたら、私の人生はまったく違ったものになっていたでしょう。

思い出した原体験

　研究室にお願いし週二日ほど休みをいただきアルバイトに赴いた西仙台病院は、高齢の入院患者が多い病院でした。いわゆる「寝たきり」の患者もおり、廃用症候群も多くみられました。廃用症候群は長いこと体を動かせない状態にあることで起こる筋肉の衰えや関節の拘縮、また精神面への影響を指します。

　このような病院では、外科医の自分はあまり役に立たないのではないかと当初思いましたが、そんなことはありませんでした。例えば中心静脈栄養の処置です。中心静脈栄養は食事の取れない患者に、太い静脈から高濃度の栄養を投与することで、体に必要なエネルギーや栄養素を補給するものです。胃がんで手術をした患者などは、術後2週間程度、食事を取れなくなることがあるので、外科では一般的な処置の一つです。高齢で食事が取れなくなった場合にも行われる処置のため、活躍できる場は少なくありませんでした。

また、糖尿病で足に壊疽が起きている患者もいました。高齢者の多い病院ではあまり外科的治療が行われていなかったようで、患者の足を見ながら「ここ、もうプラプラしちゃってるから切ってあげるよ」などというと、「えっ、切るんですか？」と驚かれたりもしました。

自分の技術を活かすことができ、周囲からも重宝がられる。これまで研究ばかりしていた自分が病院の役に立てるということがうれしく、自分の居場所はここなのではないかと感じるようになりました。

またこの病院で、廃用症候群をしめす認知症患者を見ていくなかで、いつしか記憶のすみに追いやってしまっていた、兄と歯医者へ行った日のことを思い出しました。兄が脳性麻痺で生活に困難を感じていたように、いま目の前で廃用症候群をしめす認知症患者も何かを求めているのではないか。自分はそういう患者に向き合うために医師を目指したのではなかったか。頭の中でそんな声が聞こえたのです。

がん免疫研究も外科医としての修練も医師として大切なものであり、どちらの道を極めても果たせる役割は無限にあったでしょう。しかし高齢者医療に真に取り組むことこそが、私が医師を目指したときの思いに一番近いのではないかという思いに至りました。

あの時の気持ちをセレンディピティと言い表したら笑われるでしょうか。しかしたまたまバイト先で出会った高齢の患者が、自分の原体験を思い出させてくれ、進むべき道をさし示してくれたことは、私の人生に思いもよらず訪れた幸運といえるでしょう。

大学時代に華やかな外科医に憧れ、原体験と違う方向へ進んだと思った人生ですが、外科の技術があるがゆえに重宝がられて、認知症患者と深く関わることで、自然と人生の方向性が原体験へと帰っていったのです。

外科に一区切り

東北大学熊谷教室での研究が順調に進んでおり、教授から腫瘍免疫学の研究をさらに深めてくれないかとプロポーズをいただいたため、もうしばらく仙台にとどまりたいなと思っていた矢先、弘前大学の医局長から電話が来ました。2年間自由に研究をしたのだから、そろそろ戻ってきて大学の力になってほしいという話に「もう2年くらい、こっちで研究させてくれませんか」というと、「それではどっちつかずだから、戻るかやめるかはっきり決めなさい」と言われてしまいました。

あの時「戻ります」と言っていたらまったく別の人生だったでしょう。そういう生き方もあったと思います。

ただ、なぜでしょうか。急に負けん気が出てしまい「こっちに残ります」と言ってしまったのです。よくよく考えた末の答えというよりは、勢いといったほうがよいでしょう。東北大学の教授ももう少しいなさいといってくださっているし、生活費は病院のバイトで賄えているしといった事情も手伝って、弘前には戻らない決断を下してしまいました。

この時がいわば外科学との区切りとなりました。外科に未練がなかったかといえば嘘になります。ええ、はっきり言って未練はありました。しかし、「いまやりたいことをしたい」という気持ちがまさっていたのです。

また、医局のしきたりというものが、自分の性に合っていなかったというのもあります。大学に戻り助手から准教授を目指すといった人生は自分の生き方とは違うだろうと漠然と感じていたのです。

性に合わない生き方をするよりも、自分が本当にしたいことを追求したほうが将来、人の役に立てるのではないかとも感じていました。青臭いとでもいいましょうか、私はどうも理想に生きるドリーマーな性質があるようです。加えて、ちゃっかりした性格で要領良く生きてきてしまったものだから、自分の人生をあまり深く考えないタイプなのかもしれません。人生の大きな決断を、勢いだけであっさり下してしまうことになりました。

このとき私は外科医の道とは別の道へ進む選択をしたわけですが、外科学には非常に感謝をしています。外科を学んだからこそ、バイト先の病院で役に立つことができ、生活の糧にもなり、そのことが自分にとって大きな自信にもなりました。

廣澤局長との二人三脚の始まり

西仙台病院では、私の人生を決定づけるもう一つの出会いがありました。当時事務局長を務めていた廣澤繁一《ひろさわしげかず》氏です。仙台に残る決断をした私に、せっかく縁あって出会ったのだからこの病院で力を発揮してくれないかと声をかけてくださったのです。しかも管理者として入ってくれというではありませんか。

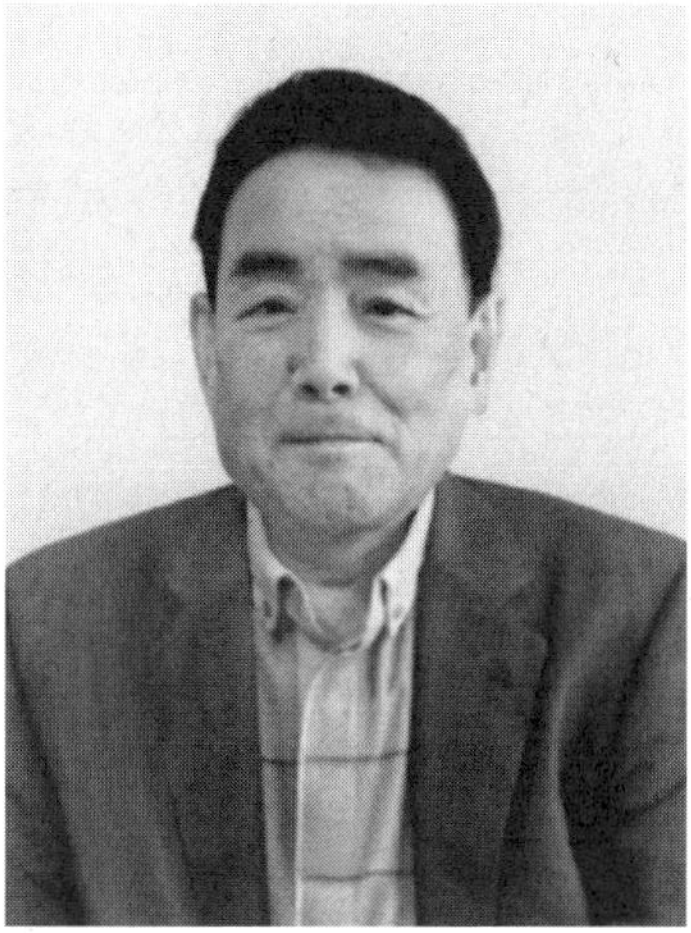

著者の運命を何度も変えた廣澤繁一局長。

当時まだ30代。「いやいや、私のような若造には分不相応ではありませんか」と聞くと廣澤局長は、「若いからいいんだよ。自分なりの考えをここで展開していったらいい」というありがたいお言葉をくださいました。

そうして、西仙台病院の副院長を務めることが決まったとき、廣澤局長から「ちょっと計画があるんだけど」と話を持ちかけられました。「いま230床あるベッドを500床に増床したいんだけど」と。病院を2倍の規模にして高齢者中心の病院にしたいというのが廣澤局長の願いだったのです。

当時の私は病院経営などトンとわからないものですから「いいじゃないですか。やりましょう、やりましょう」と軽く考えていました。病床が増えれば患者さんも喜ぶし、私にとっても研究対象が増えるわけですから、いろいろな経験ができるなぁなどと手放しで喜び、増床の大変さも知らずに、軽くその話に乗っかってしまったわけです。

増床を県に申請すると、まずは医師会の承諾をもらってくるようにと言われたため、医師会長のもとを訪れました。廣澤局長が「いま230床なんですが、270床増やしたいのです」と話すと、医師会長は開口一番、「君ねぇ、それは増床っていわないんだよ。病院をもう一個作るようなものじゃないか」とおっしゃいました。

それはその通りです。現状の病床数より多い数を増やすのですから。しかし、これからの時代、高齢者医療の中核的な病院が必要だというお考えは医師会長にもありました。ですから認めざるをえなかったのでしょう。

増床とはいえない増床計画を廣澤局長がなんとか押し通して、認知症患者を中心に受け入れる病院が完成したのです。

認知症との関わりが本格的にスタート

認知症の患者というのは非常にバリエーションが豊かなのです。もちろん、認知症になってよかったなどということはありませんが、かつてみた高齢のがん患者のように、認知症であるがゆえに苦しみを増幅させずに済み、大きな悩みを抱えることなく幸せに天寿をまっとうできるということもあるわけです。

あるとき、認知症の患者二人が将棋をさしていました。どちらも腕に自信があるということで真剣にさしているのですが、一方が突然二歩をさしたのです。すでに歩が置いてある同じ道筋に、持ち駒の歩を置くことを二歩といい、これは反則、禁じ手です。

対戦相手が「それ二歩じゃないか？ダメだよ、そこには置けないよ」と注意すると「ああ、そっかそっか」といって歩を退けるのですが、5分くらいするとまたぽんっと駒を置いて二歩をさすのです。再び注意されて「ああ、そうかそうか」と駒をどける。そしてまた5分くらいすると同じことをする。

どちらも怒るでも改めるでもなく、5分おきに何度も同じことを繰り返してる様子は笑い話のようですが、当人たちは平然としてるものです。なんというか穏やかな時間が流れていました。

新しい入院患者がきたときにはこんなこともありました。入院患者の中にボスのような存在感をしめす人がいたのです。長く一つのところにいると「自分がここの秩序を守っている主である」といった気概を表す人がいるものでしょう。

彼は新入りが入ってくるといきり立つわけです。新入りも新入りで、新しいところにきて、いきりたっていました。そして出会い頭に喧嘩が始まりました。お互いに気分が高揚してしまったのでしょう。職員が一生懸命間に入って、なんとか二人を引き剥がすと、「今日はもう遅いから、明日決着をつけてやる」などと捨て台詞を吐いてベッドへと戻っていく始末でした。

翌朝、また喧嘩が始まるのではないかと職員はハラハラし、何かあったらすぐに止めに入れるようにと体制を整えて準備していたのですが、二人とも拍子抜けするくらい穏やかで「初めまして」「よろしくお願します」などと丁寧な挨拶が始まりました。いやいや、初めましてではないのです。昨夜、大立ち回りを見せていたのですから。

しかし、二人ともそんなことはすっかり忘れているのです。彼らの感情の変化には「不思議だなー」と感心させらることばかりでした。

佐々木先生との出会い

この病院では、さらにもう一人、私の人生を語る上で欠かせない人物との出会いがありました。それが、ともに情動療法を研究している佐々木《ささき》英忠《ひでただ》先生です。

あるとき、シンガポールの保健省が日本の高齢者医療の現状を視察するということで、大臣が官僚とともに病院に来ることになりました。当時５００床を抱える高齢者専門の病院は、東北では最大級でしたから白羽の矢がたったのでしょう。しかし外国から来るお偉方を前に、自分なんかが日本を代表し高齢者医療について語っていいものかと弱気になりました。そしてどなたかお願いできる人はいないかと探したのです。

佐々木先生は東北大学の老年病科で初代教授を務められておられましたから、「この人しかいない！」と直感的に感じました。東北で高齢者医療について語れるのは佐々

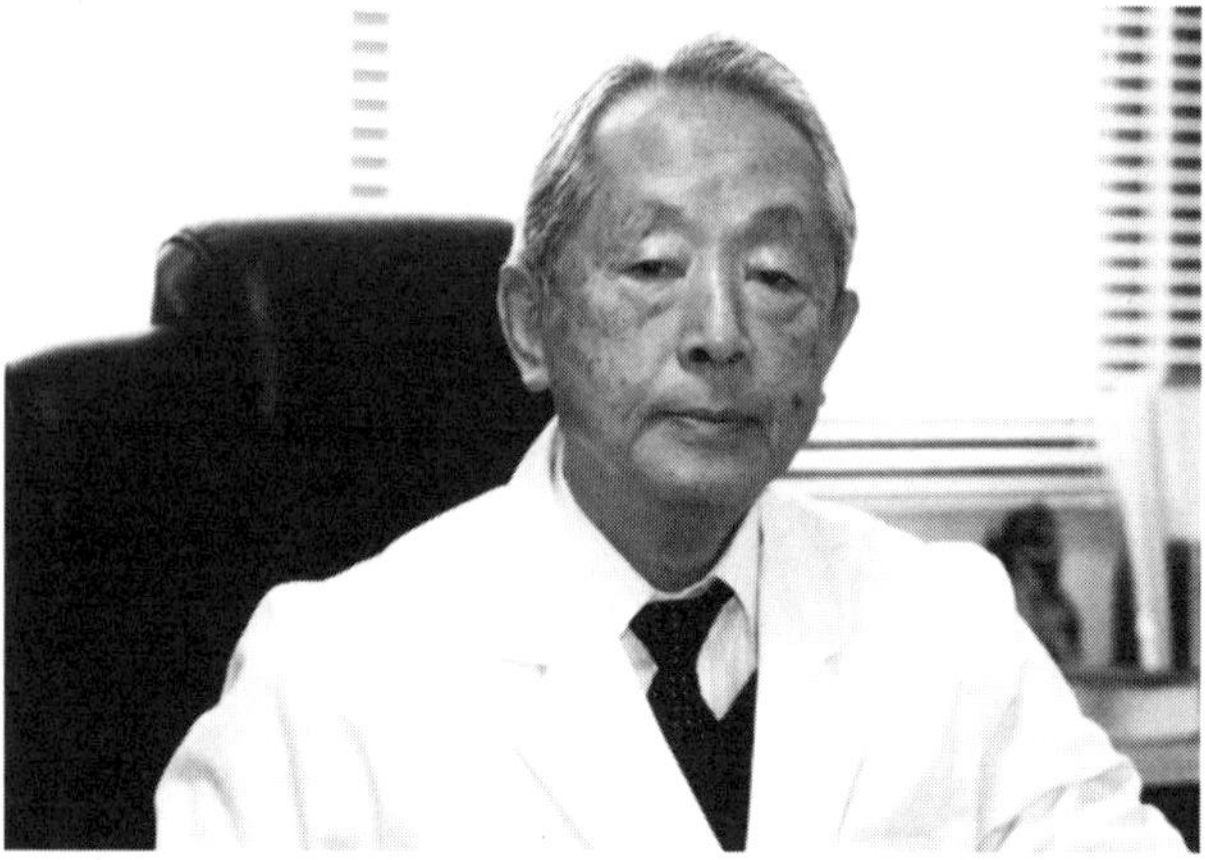
情動療法への道を開いてくださった佐々木英忠先生。

木先生をおいてほかにいないだろうと。面識もないのに佐々木先生のもとを訪れると、「私一人では無理です。お力を貸していただけませんか」と頼みこみました。

非常にお忙しい先生でしたから断ることもできたでしょう。しかし、若者がわざわざ頭を下げに来ているし、聞けば同郷の秋田出身だということで、「まあ、それならば引き受けましょう」とおっしゃってくださいました。

シンガポールの一行に病院運営を説明する際には、佐々木先生が隣にいてくださることが非常に心強く感じました。またディスカッションを通して、佐々木先生のお考えをそばで聞く機会を得た私は、ぜひこの先生のもとで研究がしたいと思うようになり研究室に入れていただけませんかとお願いしました。

この時にはすでに副院長から院長へと立場が変わっていましたから、毎日研究室に顔を出すことはできません。しかし研究室に入ることで、病院のエビデンスを持っていき、相談に乗っていただくことができるようになりました。また病院で取れたデータを共同で論文にしたりという形で、佐々木先生との関係を深めることができたのです。

山形厚生病院の立ち上げ

西仙台病院では約270床の増床を行い、病院の規模を倍近くにしたので、物理的な面だけでなく、技術的な面でも多くのものが必要になりましたが、ありがたいことに自然と人が集まってきてくれました。弘前大学にいた頃、学友会の運営に携わっていたことが功を奏し、顔はそこそこ広かったのです。

後輩にご飯をご馳走したりといった繋がりはのちになって活きてくるもので、私が仙台で副院長をしているといううわさを聞きつけた後輩が、わざわざ仙台まで来て、一緒に働かせてもらえませんかといってくれたりもしました。

「これをやりたい」という思いを持って頑張っていると、人というものはなんとかなるものなのだとこのとき知りました。ですから人材の面では少しも心配していませんでした。いつもなんとかなるという自信がありましたし、実際になんとかなってきました。

病院運営が形になり軌道に乗り出すと、いろいろなことを試してみたいと欲が出てきました。しかし、経営者ではなく、あくまで管理者として雇われている身。なんでもかんでも自分の思い通りにやるというわけにはいきません。

次第に、やりたいことに挑戦し、理想の病院を作るためには、やはり自分で一から立ち上げるしかないのではないかと思うようになりました。そんなことを考えているとき、廣澤局長が西仙台病院を辞め、自分で病院を立ち上げるから一緒にやらないかと誘ってくださいました。

廣澤局長は「実は山形の病院が後継者を探しているんだよ。まずはそこを継承して次のステップに繋げていこうじゃないか」とおっしゃったのです。

当時、その病院の規模は120床程度。今の山形厚生病院の前身です。廣澤局長という方は本当に経営のプロフェッショナルであり、豪快さも持ち合わせた方。認知症専門の病院を作りたいなら120床では足りないでしょう。だからこの病院を増床して新しい病院に作り変えましょうというわけです。

私は経営のことなど何もわからず、ただただ認知症患者のために自分の思う医療を行いたいという一心だったので、「ぜひやらせてください」と二つ返事で話に乗りました。

「それで、廣澤さん、どの程度増床する計画ですか」と聞くとなんと200床増床しようというではありませんか。増床というのは通常、120床の病院であれば50床程度増やして170床にするといったところが妥当な数なのです。西仙台病院でも

230床の病院を500床に増やしましたが、120床を312床にするというのは実に病院を3倍の規模にするという話です。

私にはとてもそんな豪快なまねはできないと、ただただ感嘆の声をあげるばかりでしたが、案の定、県の担当官からは「それは増床じゃなくて、新しい病院をもう一つ作るようなものですよ」とかつて医師会長のもとで聞いたのと同じセリフが返ってきたそうです。

廣澤さんの計画はいつもこんな調子でした。しかし持ち前の話術と経営センスは、県の担当官を十二分に納得させるものでした。「これからは認知症の時代ですよ。高齢者医療がメインストリームになっていくのですよ」といって県を説き伏せ、山形厚生病院は1999年にスタートしました。

日本で介護保険法が制定されたのが1997年、介護保険制度が始まったのは2000年ですから、まさに介護時代の幕開けといったタイミングでした。

抜群のタイミング

当初、山形厚生病院の管理者は私が勤めていました。しかし仙台富沢病院設立の計画も同時に進行しており、管理者は兼任できないのでどうしようかとなったとき、千葉先生が河北病院を退官される時期を迎えられたので、礼を尽くして山形厚生病院の院長をお願いしました。

外科の恩師である千葉先生が快く引き受けてくださったことで、フリーの身となった私は、仙台富沢病院のスタートに全力を注ぐことができました。

完成したのは山形から遅れること5年、２００４年のことです。病床数は山形厚生病院とほぼ同じ２８８床。おおよその形が出来上がった頃、佐々木先生が秋田の看護福祉大学の学長の任期を終えて、仙台に戻ってこられることになったため、これまた礼を尽くしてお願いして仙台富沢病院の院長になっていただきました。

私が心から尊敬する先生方が抜群のタイミングでお力を貸してくださったことで、同時進行で動いていた二つの病院の立ち上げは、大きな障害にぶつかることなく進んできました。奇跡的とも言えるほど、両院ともに素晴らしいスタートを切ることができ、当時を振り返ると、何か見えない力が自分を支えてくれていたように思えてなりません。

ここでもう一人、大きな力になってくださった先生を紹介します。千葉先生が山形厚生病院の院長を勤めてくださっていたときに、副院長を勤めてくださった小林健一先生です。

小林先生は精神科の医師ですが、情動療法の考えに深く賛同してくださいました。もちろん精神科医としてのお考えはお持ちですが、薬を使う場面をできるだけ少なくし、情動を活性化させるという私の考えを正しいとおっしゃってくださいました。このような考え方をする精神科の医師は珍しいでしょう。千葉先生がお歳を召し、院長を退いた折には小林先生に山形厚生病院の院長になっていただきました。

このように、二つの病院の周りには常に素晴らしい先生方がおり、タイムリーに責任ある立場に着任してくださったおかげで、人事に関しては常に素晴らしい布陣をはることができました。

両輪として機能する両院

二つの病院はどちらも認知症患者を専門に扱うという点が同じですが、微妙にテイストが違います。山形厚生病院は外科の千葉先生が院長を勤めてくださったので、「外科的」な考え方というのが根底にあります。一方、仙台富沢病院は佐々木先生が中心となって病院の運営をしてくださっているので、老年内科主体の病院という形になりました。

そしてもう一つの大きな違いは、やはり佐々木先生は長年教授をされていたので、研究者としての視点というのが患者を見るときに常にあります。

患者を見ながら、一つひとつの症例を研究し、ある程度データがたまったら論文として発表するというのが研究者の基本です。そうすることで成果を次世代に伝えていくという役割をお感じになられているのが佐々木先生です。

また仙台富沢病院には佐々木先生の研究室のお弟子さんや呼吸器内科、精神科、消化器内科、循環器内科、脳外科の先生などもおりますので非常にバラエティに富んでいます。各地から多くの先生がぜひこの病院で働きたいと集まってくださり、さながら高齢者医療センターのような布陣を敷くことができたのは、大変ありがたく思っています。

山形と仙台で同じコンセプトでもテイストの違う病院ができたことは、結果的に非常によかったと感じています。仙台富沢病院で書いた論文を山形厚生病院に共有し、治療に取り入れていくということも盛んに行われています。

二つの病院が両輪のように影響しあって回っていくことで、新たなプログラムを生み出したり挑戦したりと、上手く切磋琢磨しあえていると感じています。

漢方との出会い

アルバイト先としてたまたま紹介してもらった病院で高齢患者と出会い、自分の進むべき道に気づき、その病院で知り合った廣澤局長と二人三脚で高齢者中心の病院を立ち上げることになり、佐々木先生とは長年一緒に研究をさせていただきといった具合に、私の人生は奇跡とも呼ぶべき素晴らしい出会いに溢れたセレンディピティの連続でした。

そしてもう一つのセレンディピティ、それは漢方との出会いです。

山形厚生病院を立ち上げて数年後の２００２年ごろの話です。人手が足りなくなり、当直など助けていただける方はいませんかと佐々木先生に相談したところ、教え子の岩崎鋼先生をご紹介くださりました。

仙台から山形までは60キロほど離れていますから、もし「山形まで行ってもいいよ」といってくださる先生がいるのであればという話だったのですが、大勢いる医局員の中から佐々木先生がお声がけをしてくださったのが老年病科の岩崎先生だったのです。

岩崎先生は大変素晴らしい先生で、患者を的確に診断し、肺炎の治療なども完璧にされる先生で、まだ開院して数年しか経っていない山形厚生病院では非常に助かりました。岩崎先生のおかげで診療部門が充実していったともいえます。

もし岩崎先生がきてくださらなかったら、私が毎日当直をしていたでしょう。あるとき「先生、蕎麦食べに行きませんか」とお誘いしました。病院の近くに有名な板蕎麦の店があり、古い日本家屋を改修し、職人肌のお父さんが一人で切り盛りしているような店でした。「いつもお世話になっているのでぜひ、ご馳走させてください」といい、ほかの職員に留守番を頼み、お昼に二人で抜け出していったのです。

岩崎先生は老年病と同時に漢方も専門にされていたので、蕎麦を食べながら何気ない話の流れの中で「先生、何かいい漢方はありませんか」と尋ねました。

当時は認知症のケアにおいて漢方が使われることはなく、患者が興奮したり抑鬱状態を示したりする場合には抗精神病薬を使う以外の選択肢がありませんでした。

しかし抗精神病薬は患者の喜びの感情まで抑えてしまうので、マイナスの感情だけをうまく抑える方法はないものかと考えていたのです。

そのとき岩崎先生はしばらく考えたあと「抑肝散《よくかんさん》なんかいいんじゃないかな」とおっ

しゃいました。今でこそ抑肝散は認知症治療の中心的な漢方となっていますが当時は聞いたことがありませんでした。

「どういう薬ですか」と尋ねると、「これは小児の万能薬といわれている薬なんだよ」と。子どものかんの虫に処方される薬だというのです。そして岩崎先生はこう続けました。「この薬には原則があって母子同服なんですよ。子どもが癇癪を起こして泣き喚いたりしているときに、子どもに飲ませるだけでなくお母さんも一緒に飲むんです」

おかしな薬だなと思いました。薬というのは通常、症状のある人だけが飲むものです。症状を抑えるために飲むのですから。しかしこの薬は子どもが飲むだけでは効かない、お母さんも一緒に飲まなければ意味がないというのです。

奇妙奇天烈な薬だなと感じましたが、その時、パチンっと閃いたのです。これは認知症患者と介護者の関係と同じではないかと。

子どもが泣いたりぐずったりしているとき、もちろんお母さんは「赤ちゃんなのだからしかたがない」と思っているでしょう。「泣くな」などということはないでしょうがお母さんも人間です。何度も繰り返しているうちに疲れやイライラを感じることもあるものです。

お母さんが言葉に出さなくても、苛立ちを子どもは敏感に感じとり、ますます泣き止まなくなるといったことが起こります。つまり子どものかんの虫だけを薬で抑えようとしてもダメで、お母さんも穏やかになることで、初めて十分な効果が発揮されるのがこの薬であるというのです。

これは認知症介護も同じで、介護者の感情を認知症患者は敏感に読み取ります。苛立ちや否定的な態度を見せられると患者はそれを汲み取り、不機嫌になったり暴れたりし、両者の関係は悪化します。


「これは面白い」と思いました。当時抑肝散を認知症患者に使っている例は全国どこにもありませんでしたが、体への影響をマイルドに抑えられるのなら、抗精神病薬の処方が必要な患者にぜひ使ってみたいと思いました。

子どもの薬ですし、母子同服などという不思議な薬ですから、本当に効くのか私にはまるでわかりませんでしたが、岩崎先生は漢方の専門家ですから、患者やご家族の同意のもと、山形厚生病院で試して、データをとってみましょうと提案しました。

その結果、抑肝散を使用した患者の苦悩的情動が効果的に下がることがわかり、２００５年に発表した論文はその後数百件という英文論文で引用されることとなりました。

当時は子どものかんの虫以外では、医療現場で使われていなかった抑肝散ですが、今では全国で広く使われています。認知症患者への処方という、誰も思いつきもしなかったことが、山形の蕎麦屋で交わした何気ない雑談から始まり、治療のスタンダードへとなっていったのです。

「あのとき、板蕎麦を食べながらした話がこんなに大きな結果を生むとはねぇ」といまだに笑い話のように懐かしく思い出されますが、これも私の人生に起きたセレンディピティです。

佐々木先生が岩崎先生を紹介してくださったこと、岩崎先生が60キロも離れた山形の病院へ来てくださったこと、たまたま時間があいて、一緒にお昼を食べにいったこと。どれもが欠かすことのできない人生の奇跡です。

余談になりますが、論文が発表されたあと、抑肝散がNHKの番組で特集されました。本来は岩崎先生がインタビューをお受けになるはずでしたが「取材当日の調整がつかないので代わりに出てください」といわれて、取材を受けることになったのです。そのときにはもう仙台富沢病院も立ち上がっており、東京からくる撮影隊も山形より来やすいでしょうということで仙台富沢病院で取材を受けました。撮影は一日がかりで、あれこれと抑肝散の効果について説明したり、患者の協力を得て院内を紹介したり。これはずいぶん長いことテレビに映るのではと思いましたが、オンエアはほんの数分、私のインタビューは15秒くらいでした。

しかし、ありがたいことにこの放送をみた方が診察を受けたいと遠くからお越しくださいました。全国放送でしたから、広く多くの方に抑肝散の効果や仙台富沢病院のことをお伝えできたのは、ラッキーなおまけです。

私はドリーマーでスピーカー

「私は今二つの病院を運営してます」というと偉そうに聞こえるかもしれませんが、これまでの話でお分かりの通り、自分一人でできたことなど一つもありません。

何かを作り上げる時というのは、それぞれの分野に精通した人が集まることが重要で、尚且つ、同じ方向を向いて突き進めるということが大切なのです。

「同志」といったらいいでしょうか。同じ志を持った仲間がそれぞれに専門分野を持っていて、力を発揮してくれている。これもセレンディピティの続きでしょうか。奇跡のような話だと感じています。

認知症を専門にみる病院を作りたいといったとき、その必要性を感じ、力を合わせてくれた同志がいたからこそ立ち上がった病院です。

私にとっては廣澤局長と千葉先生、佐々木先生との出会いが非常に大きいものでした。それぞれ私にない部分を持ったエキスパートです。廣澤局長は経営、千葉先生と佐々木先生は医療。

「じゃあ、お前はなんなんだ」と聞かれたら、それはもう「ドリーマーでスピーカー」としか答えられません。

こんなものがあったらいいね。こんなものを作りたいね。私はずっと夢を語ってきたように思います。そんな私の夢物語に千葉先生、佐々木先生は「そういう医療が必要だね」と共感してくださり、廣澤局長は経営センスで実現してくださいました。

お三方との巡り合わせが今の病院運営にすべて繋がっているのです。もう何十年も認知症を研究してきていますが、大学時代からずっと一本気でやってきたわけではありません。兄の車イスを押しながら泣いた日のことや、困っている人を決して断らない医者になろうという決心を忘れ、華々しい世界に憧れた時期もあったのです。

そんな私がこうして認知症専門の病院を二つも運営するまでに至ったのは、神仏のお導きといわざるを得ないような気もしています。

山形厚生病院がある場所は、長谷堂合戦があった場所です。「北の関ケ原」と言われる長谷堂の戦いは、いわば関ケ原の合戦の地方戦。豊臣方の西軍、上杉景勝《かげかつ》の重臣だった直江兼続《かねつぐ》が２万を超える軍勢を率いて攻め入ってきました。対する、徳川方東軍の最上義光《よしあき》は山形城の第11代城主で、平和と人を愛し、山形に安寧をもたらした人といわれています。

最上軍の軍勢はわずか５０００余り。対する上杉の軍勢は中部や北陸でも連勝を重ねた強力軍だったことから、勢いにのって攻め入ってきた直江軍。最上軍に勝てる見込みはほとんどなかったと考えられています。

しかし義光は城を守るために全力をあげ、粘り続け激しい攻防は半月も続いたといわれています。結局は合戦の最中に関ケ原で西軍が敗北したとの知らせを受け、直江軍は撤退せざるを得なくなり収束したこの戦い。

そんな古戦場に山形厚生病院はあるわけですが、市内の中心地ではなかったことがよかったと思っています。市内からは10キロほど離れていて、田舎だから土地はいくらでもあります。増床しようとなった時には、敷地の問題がなかったのは幸いでした。

１２０床だった病院を３１２床にするのですから、規模としてはおよそ3倍。しかし廣澤局長の方針で国や県から助成金を受けることはしませんでした。廣澤局長には彼の哲学があり、助成金自体は悪いものではありませんが、自前で作って軌道に乗せていかなくてはというお考えがありました。

経営についてはトンっと素人の自分は、もらえるものはなんでももらったらいいのではないかなどと考えていましたが、廣澤局長のダンディズムに感嘆する思いでした。

ちなみに、山形厚生病院の前には東北中央道が走っています。目の前にインターチェンジでもできれば、患者も家族も病院へ通いやすいでしょう。家族が東京から会いに来るなど、広いエリアからアクセスがよくなるのではないかといっていたら、2キロほど先にスマートインターチェンジが新しく開設され今年3月から運用されています。

やはり私はドリーマーでスピーカーなのです。ドリーマーだけではダメ。思っているだけでは叶わない。やはり同時にスピーカーであることが大事で、兄から譲り受けた社交性とちゃっかりした性格で、とにかくやりたいと思ったことはなんでも口にしてきました。そうしていると、不思議と状況がそちらの方へ変化していくという経験を幾度となく繰り返し、いま私は、高齢者医療が少しでもよくなるようにと、語り続けているのです。

第3章　苦しみの医療から喜びの医術へ

認知症の中核症状とは

みなさんは認知症をどのように理解しているでしょうか。最近の出来事を覚えていない、日常動作を適切に行えない、簡単な計算ができないといったことをイメージするかたは多いかもしれません。

認知症は「一度獲得された高次脳機能が病的に低下し、かつ、日常生活に著しく支障をきたした状態」と定義されます。つまり、高次脳機能が病的に低下したとしても、日常生活に著しい支障が認められないのであれば認知症ではないといえるのです。

これは認知症という疾患の非常に奥深いところです。通常、疾患は臓器の異常や異変のみで規定され、定義の後ろに社会的な判断がつくことはありません。

認知症患者の脳のＭＲＩを撮ると萎縮が見られ、記憶障害や認知機能障害を発症していることがほとんどです。しかし、私は合わせて６００床を有する認知症専門の病院を運営していますが、認知機能の低下を理由に入院を希望する人は、実は一人もいません。

それではなぜ入院するのかというとＢＰＳＤ（Behavioral and psychological symptoms of dementia）があるからです。ＢＰＳＤは認知症の行動・心理症状を指し、怒ったり暴れたり泣きわめいたりという動作に現れます。

認知症患者がＢＰＳＤを表出すると、家族など周囲の人たちでは手に負えないということで、「日常生活に支障をきたした状態」と判断し、入院が余儀なくされるのです。

老化にともない認知機能の低下が始まった人が、ＢＰＳＤを表出することで認知症の定義を満たしてしまうのですから、ＢＰＳＤは非常に重要な症状と位置付けるべきでしょう。しかし、いまの認知症治療は、認知機能をなんとかよくしようという、できもしないテーマを第一に掲げ、固執している部分があるといえます。

それが間違いなのだと思うのです。認知機能の低下を中核症状と位置付け、ＢＰＳＤを周辺症状と定義することから見直していく必要があるでしょう。

私も最初からこの考えを持っていたわけではありません。昔は、認知機能をよくすれば認知症はよくなるはずだと考え、リタイア後の学校の先生に病院に来ていただいたことがあります。仙台富沢病院ができてすぐの２００６年ころのことです。学校の授業のようなことを行えば認知機能が改善するのではないかと短絡的に考えていました。

しかし、算数の授業では患者たちは興味を示してくれず、効果を測ることはできませんでした。一方、音楽になると楽しそうに歌ったり喜んだり、ちょっといい話などを聞かせると涙を流しながら聞き入ったりしていました。

認知機能を回復させるためのプログラムには反応しないが、情緒や感情につながる部分には非常によく反応する患者たちを佐々木先生と観察しながら、「認知症患者が反応する機能こそが認知症患者にとって一番重要なのではないか」という答えにたどり着きました。

そしてこの情緒や感情につながる機能に名前をつける必要があるだろうと考え、佐々木先生と私の間で「情動機能」という呼び方が固まったのが２０１０年ごろのことです。

この情動機能こそ認知症の中核症状と呼ぶべきで、認知機能は付随する末梢のものにすぎないと定義し直すと、認知症治療においてできることはたくさんあります。

投薬への違和感

もう一つ、私が認知症治療において強く感じたことは抗認知症薬に対する違和感です。私の病院へ来る段階で、すでに抗認知症薬を飲んでいる方がたくさんいらっしゃいます。当然といえば当然です、認知症の治療薬ですから。

すでに投薬が始まっている患者というのは、記憶をつかさどる大脳新皮質の機能が極めて低下した状態ですが、情動や本能行動に関係する大脳辺縁系は残っています。ですからちょっとしたことでも興奮し、イライラしたり泣いたりすることがあります。

そうすると、はた目にはＢＰＳＤにうつるわけですが、実はこの原因が抗認知症薬なのです。

薬の作用でいらない刺激を脳がたくさん受けているので、イライラしたような状態になるのです。その感情の起伏を抑えるために今度は抗精神病薬が処方されます。抗認知症薬を飲ませて、さらに抗精神病薬を飲ませるというのはアクセルとブレーキを一緒に踏んでいるようなものです。一方の薬で興奮させておきながら、他方の薬でグッと押さえ込む。無茶苦茶な処方だと思いませんか。投薬をやめればいい話なのですが、やめずに飲み続けて、私の病院へ運ばれてくるのですから。

認知症をよくする薬は、頼りになる薬だという考えはわからなくはありません。藁にもすがる思いで服用を決めることもあるでしょうが、薬をめくらめっぽうに使えば、いろいろな精神症状が出てきます。その結果、入院が必要であるといって私の病院に来るわけですから、減量や休薬に取り組まなければと思い至りました。

認知症の診断にはＭＭＳＥ（Mini-Mental State Examination）という認知機能レベルを客観的に測定する検査が行われます。30点満点で27点以上は異常なし、23点以下は認知症とされます。これまで診てきた患者のなかに、向精神薬を7錠服用していた

86歳の認知症の女性が、当院での治療で服用をやめたところ1ヶ月後にMMSEが19から29にアップした例があります。

ここからわかることは、認知症患者の中には症状の進行を恐れるあまり薬を多用し、「社会的に作られた認知症」になってしまった患者が混ざっているということです。

また向精神薬を25錠服用していた患者は悪性症候群を発症していました。薬の影響で無反応状態だった彼女は当初、MMSEが0でしたが、薬をやめ1ヶ月経つと12まで回復し、話しかければ簡単な受け答えができるようになりました。

BPSDのカギは背景のストーリー

ある時、入院患者が「お風呂に入りたくない」と怒っている場面に出くわしました。暴れるさまから、BPSDを表出していることは明らかでしたが、よくよく話をしてみれば、患者が怒るのには、いつもちゃんと理由があるのです。

入浴前に水が欲しいと言ったのですが持ってきてもらえなかったと。職員も忙しかったのでしょう。「あとにして」と言われて、なぜ水も飲ませてくれないのだと機嫌を損ね、感情がたかぶり、暴力的行動へと進んでいきました。

　このように認知症患者の感情が暴発するときには、必ず前段階として「しこみ」があります。この「しこみ」は直前に起きた出来事ばかりとは限りません。

　午後3時ごろになると落ち着きがなくなり「帰らなきゃいけない、帰らせてくれ」と暴れる患者がいました。この患者はかつて会社を経営していて、銀行がしまる午後3時になると手形が流れてしまう。それを食い止めるために自分は行かなければならないのだというのです。

ＢＰＳＤとＢＰＳＣは背中合わせ

　ＢＰＳＤを緩和させようとするとき、患者に目を向けるだけではいけません。ＢＰＳＤの「しこみ」には介護者、ケアギバーの存在が非常に大きいからです。私たちは介護者の態度をＢＰＳＣ（Behavioral and psychological symptoms of caregiver）とよ

【苦悩的情動から歓喜的情動へ】

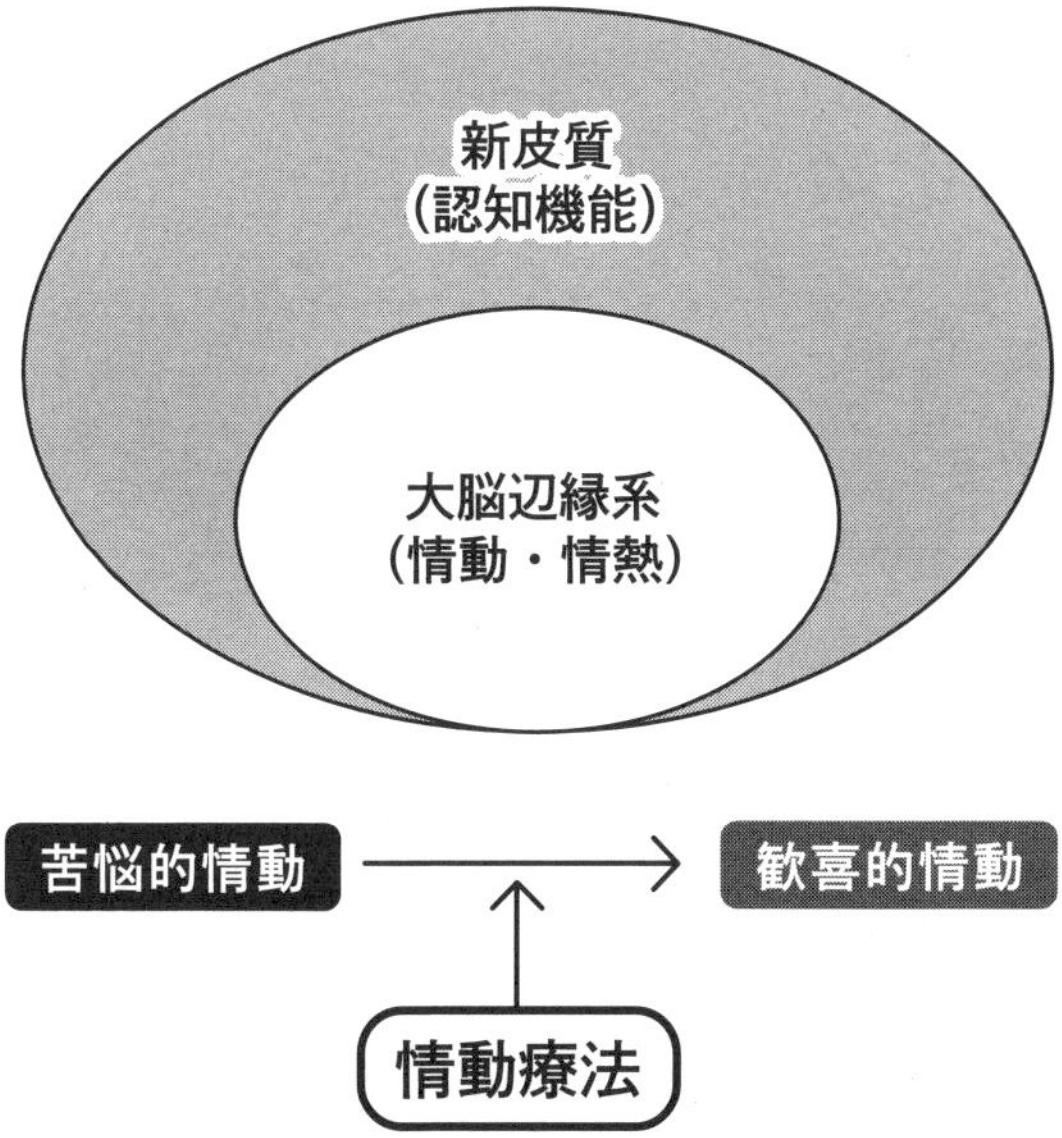

本書の考え方をわかりやすく形にしたのが、この図である。大脳辺縁系に対する情動療法によって「苦悩的情動」を「歓喜的情動」に変えることにより、認知症のBPSDを劇的に改善することができる。高齢になり新皮質の働きが低下する分、大脳辺縁系がむき出しになる。ここに「喜びの感情に至る刺激（波)」を注入すると、豊かな情感を保ち続けることができるのだ。

んでおり、介護者が認知症患者に否定的な態度をとったり厳しく接したりした場合、BPSDは大きくなります。逆に寄り添う姿勢を持つと、小さくなっていくので、BPSCとBPSDは比例関係にあります。

なぜこのようなことが起こるかというと、認知症患者は大脳新皮質が衰えているのですが、その奥にある大脳辺縁系は正常に機能している場合が多く、新皮質が衰えている分だけ辺縁系がむき出しの状態ともいえます。辺縁系には扁桃体という領域があり、いわば情動の中枢と呼ぶべき働きによって、認知症の患者は非常に鋭く相手の感情を読み取ることがあるのです。

認知症の患者と対峙するとき、この点を誤解すると大きな問題が起きます。100引く7といった簡単な計算ができないからといって、何も理解できないと思って介護者が負の感情を露わにすると、患者はそれを鋭く読み取ります。

例えば、患者が持ち物を盗まれたと怒っているとしましょう。「自分は盗んでいない」と理論的に説明しても理解できず、扁桃体は悪い共鳴を起こし、介護者との関係が悪くなります。

しかし、「それは困ったねぇ」と共感を示すと、自分と向き合ってくれているという安心感から、ここは安全な場所であるという良い共鳴が生まれ落ち着きを取り戻すことがあります。認知症患者と接するときは、良い情動が前面に出てくるように対応することが非常に大事なのです。

徘徊も情動に影響される

認知症患者のよくあるＢＰＳＤの中に徘徊があります。「お母さんは、うちにいるにもかかわらず、自分のうちを探しに行くといって徘徊するのですが、認知症が進みこのようになったのでしょうか」と聞くご家族が多くいらっしゃいます。

確かに認知機能が落ちて、自分の家がわからなくなるケースもありますが、大多数はＢＰＳＣによって引き起こされています。多くの人にとって、自宅というのは安心できる場所、居心地のいい場所でしょう。しかし物忘れや記憶違いを家族に何度も指摘されているうちに、自宅が自分にとって好ましい雰囲気の場所ではなくなってくるのです。

　そうすると、安心できる場所がどこかにあるはずだと思い、探しに行くようになります。つまりBPSCがBPSDを煽っている、作り出しているということになります。扁桃体がいい共鳴を満たせていないことが徘徊の本当の原因になっているわけですが、家族としては「認知機能が落ちたから」ということにしたいでしょう。

　やはり大脳辺縁系を歓喜的情動で満たすことが非常に重要で、家族や介護者が寄り添うように接すると患者の笑顔が増え、「いつもありがとう」など感謝の言葉が聞けるようになります。家族であれ、職業介護者であれ、患者から感謝の言葉が聞けると嬉しいものですから、患者のためにもっとしてあげられることはないかと、心に余裕が生まれます。

　余裕が生まれるとBPSCは下がり、さらに患者に寄り添うようになる。そうするとBPSDが軽減されるといういいサイクルが生まれるので、BPSCとBPSDが比例関係にあることは常に意識しなければなりません。

抗精神病薬のケアギバーへの影響

ＢＰＳＤのある認知症患者に抗精神病薬が処方される理由として、暴れたり暴力的な行為をしたりすることによって介護者がケガをしないようにという、安全上の配慮もあげられます。

しかし薬は怒りを抑制するとともに、プラスの感情も抑制してしまいます。表情が乏しくなり、ケアギバーに対して「ありがとう」や「嬉しいよ」など、感謝や喜びを表現することも少なくなります。

苦悩的情動はＮＰＩ（Neuropsychiatric Inventory）という指標で表すことができますが、歓喜的情動を表す指標はなかったので、佐々木先生と一緒に作りました。ＤＥＩ（Delightful Emotional Index）と名付け、挨拶、表情、関心、話し合い、喜ぶ、感謝する、ほめる、気遣う、ユーモア、善悪判断の10項目を、程度と頻度で数値化するものです。

佐々木先生と回診をしていると、感謝や喜びをちゃんと表してくれる患者がいます。

【認知症症状の変化】

治療方針	薬	薬以外	効果
苦悩的情動を下げる	抗精神病薬を含む十分な向精神薬	定期的レクリエーション	症状減少しかし、人間性喪失
歓喜的情動を上げる	抗精神病薬を含まない最小限の向精神薬	情動療法	症状減少かつ、やさしさ回復

これまでは、認知症の苦悩的情動を下げることが治療の目的とされたために、安易に抗精神病薬のような薬物が投与され、時間つぶしのようなレクリエーションが実施されてきた。しかしその結果、認知症の方にとって最も大切な喜びの感情を失わせてしまい、人間性も喪失されることを私たちは明らかにしてきた*。

これに対し、認知症の方の歓喜的情動を引き上げることに意識を向け、これを治療の目的にとらえると薬物の使用は最小限となる。合わせて喜びに至る情動療法を展開することにより、苦悩的な症状が薄れるとともに本来のやさしさが回復され、善にもとづく喜びの感情を取り戻すことができる。認知症医療は、実は人間発見の最前線なのだ。

＊ Fujii, M., Butler, JP., Sasaki, H. Antipsychotic drug use and favourable natures of emotional functions in patients with dementia. Psychogeriatrics 19: 320-324（2019）

「先生、今日のネクタイ素敵ですね」と言ってくれた患者は若い頃、デパートで働いていたそうです。ネクタイなども売っていたのでしょう。

90歳近くになり認知症で入院していたのですが、若い頃の経験というのは身についているもので、ネクタイに目がいくのです。「いいネクタイですね」などというものですから「そうでしょう」と返したりして、コミュニケーションが非常に生き生きしていました。

抗精神病薬によって喜びの感情も出なくなってしまった患者は、介護者がいくら一生懸命になっても反応がありません。介護者も人間ですから、相手が無反応では「なんのためにやっているのだろう」と疲弊してしまう気持ちもあるでしょう。

これは非常に大きな問題です。ケアギバーのためになると思って処方したものが、ケアギバーのモチベーションを下げてしまっているわけですから。

この観点からも、歓喜的情動をちゃんと見ることと、薬はなるべく使わないことがいかに重要かお分かりだと思います。

喜びは苦悩よりも深い

ニーチェは『ツァラトゥストラはかく語りき』の中でこう書いています。「歓びは心の底からの苦悩よりもはるかに深い」。これは苦悩的情動よりも、歓喜的情動のほうが人の生において力強いということだと私は解釈しています。

例えば、コロナ禍でしばらく孫に会えなかった人がいるとします。日頃、腰が痛い、ヒザが痛いなど、体の不調を感じているのですが、3年ぶりに会えた孫が走ってきて飛びついたらどうでしょう。おそらくその人は「よく来たね」と喜びに包まれることでしょう。もちろん、それで足腰の不調が治るわけではありませんが、それでも孫を抱きしめながら足腰の痛みを忘れることはあるでしょう。

歓喜的情動に包まれると苦悩的情動が相殺されたり消滅したりすることがあるというのは、私たちが行っている認知症治療における情動療法の基本でもあります。

歓喜的情動へ働きかける取り組み

私の病院では歓喜的情動への働きかけとして、さまざまな取り組みを行っています。

ラベンダーアロマテラピー

鼻の奥には嗅球《きゅうきゅう》という脳の領域があり、扁桃体にダイレクトに刺激を送る経路を持っています。匂いというのは生きるうえで非常に原始的かつ重要な役割を持っているので、鼻は脳への直接経路を持っているのではないかと考えています。

ラベンダーは「酢酸リナリル」や「リナノール」といった鎮静作用がある成分を含んでいるので、アロマオイルを手などに塗ってあげ、会話の中で共感を示す言葉をかけてあげると、苦悩的情動が下がり、歓喜的情動が上がる変化が見られました。

コーヒー療法

コーヒーも嗅球の刺激に有効です。コーヒーに含まれる物質、ピラジン類はコーヒー

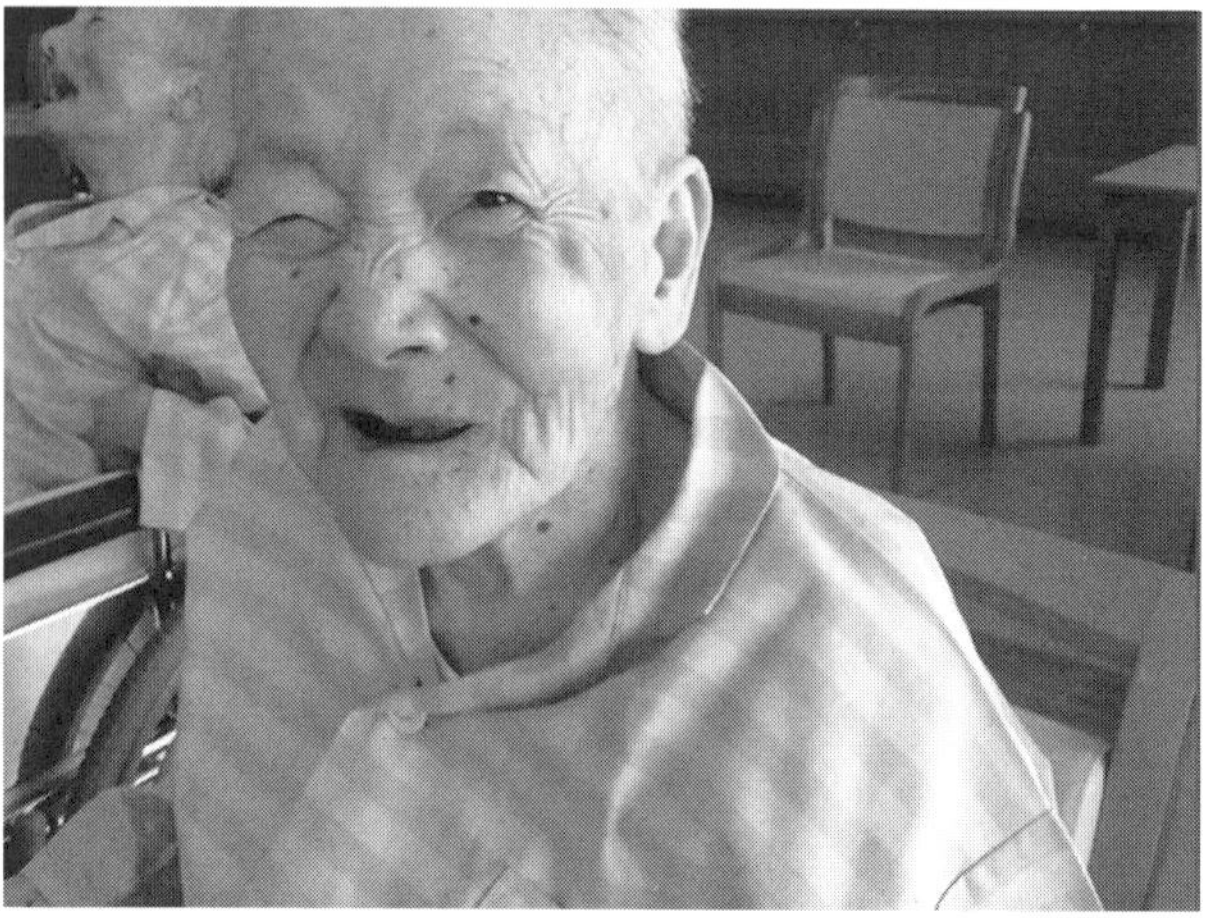

香りのもたらした劇的効果。

この写真は、いつもデイルームで目を閉じていることが多い患者さんに、アロマの効果をを試した時のもの。

病棟スタッフが優しく声をかけ、「合谷」というポイントにラベンダーオイルを優しく塗り、「どうですか？」と声をかけると、目を開けて「あらいい香り」と満面の笑顔になった瞬間だ。

匂いの感覚は嗅球から扁桃体の皮質核に直接の経路を持っており、原始的であるが重要な経路といえる。

左奥の患者はオイルを塗る前の状態であり、表情のコントラストが際立っている。このように、優しく塗ってあげて香りを共に味わうことにより、大脳辺縁系の良い共鳴状態を作ることができる。

Fujii, M., Sasaki, H., et al. Lavender aroma therapy for behavioral and psychological symptoms in dementia patients. Geriatr Gerontol Int 8:136-138（2008）

の芳ばしさをかもし、フラン類は特有の甘い香りを広げます。患者自らが豆をひき、紙コップではなく、ちゃんとマグカップに入れ香りと味を楽しめるようにすると、喜びの感情の表出を見ることができます。

これは、パーキンソン病の患者にも効果が認められることがあります。ドーパミン神経細胞の障害によって発症し、体をうまく動かすことができなくなる病気ですが、パーキンソン病も情動の疾患とされることがあります。

パーキンソン病の患者の中には、慣れていないことをすると体が固まってしまうが、好きなことをしているときには自由に動くことができるという人もおり、一緒にコーヒー療法を行うことがあります。

VOD療法

VOD療法では、患者に関係のある映像を見せます。きれいな映像を並べても、患者に関係のないものでは意味がありません。ある症例では、廃用症候群の進んだ重度の認知症患者に、自宅の庭に咲くコスモスの映像を見せました。毎日、天井ばかりをながめ、呼びかけにもほとんど反応のない患者でしたが、かつて自分が育てていた庭のコスモスの映像に笑顔を見せました。どんなに認知機能が衰えている患者でも、好きなものや馴染みのあるものを見せるということが非常に重要なのです。

ＶＲ療法

治療には最新の機器も取り入れています。患者の中に岩手県釜石市から来ている方がいました。２０１１年の東日本大震災で自宅が流され、ご家族を半分、失ったそうです。私の病院に来たときにはだいぶ認知症の症状が進み、まったく反応を示さない状態でしたが、作業療法士が釜石市の映像を集め、ＶＲで見せてあげると感激し、「嬉しい」と声をあげるなど反応が見られました。

映像を使った療法では映像と本人の関係性が非常に重要なため、患者や家族からできるだけ話を聞き出し、映像を探し編集して見せるということを行っています。

足浴療法

歓喜的情動の刺激には触覚も重要で、新規に入院が決まった患者に一週間毎日、足浴を行っています。

「足湯が治療になるの？」と思われるかもしれませんが、かつて、フランスのモン・サン・ミシェルでは、巡礼者が到着すると、金だらいにお湯を張り、岩塩をひとつまみ入れ足を洗って遠路の労をねぎらったといいます。

ですから、「よく頑張ってここまで来たね」と伝える行為として精神性の高い手技なのではないかと思います。

新規の患者は入院したくないわけですから、「帰る」といってエレベーターに向かって歩き出す人もいます。しかし、足浴を続けていくと、３、４日目には「うちでは誰も足を洗ってくれないし、気持ちいいからしばらくここにいてもいいかな」などと言ったりします。

「ここがいい」と思えば帰宅欲求は減り、「ここはいやだ」と思えば高まる、非常に単純なことなのです。「帰宅欲求」は徘徊につながるので体性感覚への刺激で、患者の歓喜的情動を刺激し安心感を与えることは、徘徊の抑制に非常に重要です。

拘束ではなく抱擁

徘徊の抑制には人形も使っています。人間と同じサイズの人形を椅子に座らせ、その上に患者を座らせます。人形の手にはマジックテープが付いており、後から抱きしめるように患者の体に巻きつけることができます。

認知機能が衰えると、自分の領域がどこからどこまでなのかわからなくなることがありますが、人形の手を強めに体に巻きつけてあげると、「私はここからここまでだ」と認識でき、安心して座っていることができるようになるので、拘束具よりも効果的に患者を落ち着かせることができます。

また、この人形の椅子は身柱《しんちゅう》のツボが刺激されるようになっています。肩甲骨の間、背骨に沿った胸椎の第3と第4の棘突起の間は、自分では触るのが難しい場所ですが、赤ちゃんの夜泣きやかんの虫にいいとされるツボで、お母さんが赤ちゃんを泣き止ませるときにトントンと叩いてあげる場所です。

そこを刺激しながら、患者の話を聞いてあげると患者の気持ちが穏やかになっていくので、触覚が大事といってもどこを触ってもいいわけではなく、効果的な場所に的確に触れてあげることが重要です。

正常な人以上に正常な情動機能

認知機能はシワのようなもので歳を取れば衰えてくるのは仕方のないことです。しかし情動機能、中でも総合的情動機能は低下しない患者がたくさんいます。

総合的情動機能の検査では、一枚の絵を見せながら質問をしていく方法があります。大昔、食料が不足していた時代に、ある年齢に達した老人を山に捨てにいく規則がありました。そう、「姥捨山」です。患者に見せる絵には息子に背負われた老婆が描かれています。老婆は道すがら、手の届くところにある木の枝を折っていきます。

この絵を小学校低学年の子どもに見せ、「なぜ老婆は木の枝を折っているのだと思いますか」と聞くと、「山に捨てられたら大変なので、帰り道がわからなくならないように目印をつけている」と答えます。

しかし認知症患者はどうでしょう。当の老婆になりきってこのように話してくれた人がいました。「息子よ、私は掟だからここにいる。ここまでの道中、枝を折ってきたから、それを辿って、お前は里まで帰りなさい」

確かに100引く7の計算ができることも大切でしょう。しかし、総合的情動機能の検査をしてみると、認知機能は落ちていても情動機能の高い患者がたくさんおり、認知機能が正常な人より、よほど豊かな情動を持っていることがあるのです。

この点からもやはり情動機能への働きかけは、認知症治療の中心に据えるべきといえるでしょう。震災で家族を半分失ったかたや、借金問題を抱えていたかた、また家庭の不和など患者にはそれぞれの背景があります。

抱えているストーリーはそれぞれですが、BPSDを発症している人の8割以上は苦悩的情動を長く抱えていたということも私どもの研究でわかっています。

症状と治療のバランス

歳をとると身体的にも精神的にもさまざまな慢性疾患が出てきます。その一つひとつを薬で抑えていくとなると、服用量はあっという間に10錠、20錠と増えていきます。そしてポリファーマシーという新たな問題が起こります。

何種類もの薬を服用することで相互作用の問題や、飲み忘れ、飲み間違いなどが起こり、結果、体に悪影響を及ぼすことがあるのです。

ですから老年病においては症状が出たら薬で抑えるという、枝葉を切り落とすような治療ではなく、別の方法を取り入れる必要があるでしょう。症状を抑えられるところはできるだけ薬を使わないようにし、突出した症状だけ必要に応じて処方していく方法に切り替えるべきなのです。

すべての症状を治そうとせず、「この症状に関しては、もうこのままでいい」と本人が納得すればそれでよしとする、そういう考え方も必要です。情動療法をうまく取り入れ苦しみから解放されるなど、症状と治療のバランスをとってあげることができれば、それは患者にとって一番いい状態といえるのではないでしょうか。

先に話した40代でがんの末期だった女性も、歓喜的情動を上手く引き出してあげれば、あれほどまでに苦悶に満ちた最期にはならなかったのではないかと、今は思います。痛みによる苦痛と、幼い娘を残していく不安とで、歓喜的情動というものがない状態だったのではないでしょうか。

あの時は、自分もまだ若く、彼女の歓喜的情動に対して何もしてあげられませんでした。当時は外科としての目で、臓器医療中心の考え方で患者を見ていたのです。

しかし、患者が自分の人生をちゃんと振り返り、総括できるようにしてあげて、「何も心配はないよ」といってあげられるところまで医師として関わることができていたら、彼女の最期は、もっと違うものになっていただろうと思います。

臓器的医療の観点からのみ患者を見て、症状一つひとつを治してあげればなんとかなるという考え方は、やはり粗暴と言えるでしょう。我々は患者のＱＯＬを上げることをちゃんと考えなければいけません。

人生の最後に自分の人生は価値のあるものだったと思えることは絶対に必要なのです。「本人が喜びに満ちているか」これこそが究極の目指すべき医療だと思います。

ですから情動療法やデライトフルエイジングという考えが重要で、高齢者医療ではそれを中心に据える必要があります。もちろん、認知症であるかどうかに関わらず、すべての人が歓喜的情動に溢れた人生を送るほうがいいではないですか。喜びの感情が生まれるような波がたくさんあるほうが人生は豊かになると私は考えます。

認知症患者は物事を深く観察したりはしません。末期がん患者が自分の病気を認識しておらず、痛みを増幅させることなく、穏やかに最期まで過ごせたように、あえて目の前の事象を観察せず、波を波のままにしておく。この考え方がこれからの医学に必要であると私は強く思っています。

歓喜的情動と漢方

私の病院で加味帰脾湯《かみきひとう》という漢方を使い始めたのは2022年に入ってからです。抑肝散の認知症患者への効果を見つけてくださった岩崎先生が仙台の近くの病院に勤務しており、佐々木先生のもとへ挨拶に見えられました。

山形の蕎麦屋で漢方について尋ねたのは私でしたが、今度は佐々木先生が尋ねました。

「我々は今、歓喜的情動に着目しているのですよ。デライトフルエイジングを考えるとき、患者の喜びを増幅させることが重要だと。

抑肝散はBPSDを抑えるという意味においては目的を達成しているのだけど、苦悩的情動を抑えるだけでなく、同時に歓喜的情動をあげてくれる漢方はないものかね？」

私は隣で話を聞いていて、佐々木先生はなかなか無理難題をおっしゃるものだと思いましたが、岩崎先生はしばらく考え込んだあと、加味帰脾湯を教えてくださいました。イライラや不安、攻撃的な気持ちを下げると同時に、気分をじょうずにあげてくれる効果が期待できる妙味な漢方であるというのです。

そのような薬の名がどうしてこれまで認知症医療において上がってこなかったかといえば、やはり現場では苦悩的情動指数、ＮＰＩを下げることにばかり着目されていたからでしょう。最低限の必要条件を満たすことばかりに注力し、歓喜的情動指数ＤＥＩの上昇に力を入れてこなかった結果だと思うのです。

しかし抑肝散だけで満足するのではなく、そのさきの治療、そのさきの医療まで思いをはせられるのは、佐々木先生ほどのお人だからでしょう。さっそく、ご家族の承諾のもと、認知症患者に加味帰脾湯を試してみようということになりました。

論文の執筆は東海大学医学部で漢方を専門に研究されていらっしゃる野上達也先生にお願いし、２０２３年に発表することができたのですが、ＮＰＩが下がり、ＤＥＩが上昇するという結果を得ることができました。

私の病院にはさまざまな症状の患者がいるので抗精神病薬を使用している病棟もあ

ります。しかし抗精神病薬を使用せず、必要に応じて漢方を使用している病棟にいくと、明らかに雰囲気が違うのです。

場の空気が温まっていると申しましょうか。一人ひとりの歓喜的情動が上がっていることで、いい波が共鳴し合っているのでしょう。そういう空気が一歩足を踏み入れた瞬間に感じられます。

これは非常に重要なことですが、そういうことは論文にはなりません。「病棟内の雰囲気がいいのです」「そうですか、よかったですね」となってしまうのです。

しかし野上先生の論文でＤＥＩを正式にデータとして盛り込み発表することができました。これにより「喜びの感情」も科学の対象として観察に値すると認められたと感じています。

見えてきた道筋

加味帰脾湯になぜこのような効果があるかというのは、はっきりとはわかっていません。ほかの漢方と比較したときに特異的に含まれているものが竜眼肉《りゅうがんにく》という果肉で、ここに気分をあげてくれる成分が含まれているのではと私は勝手に想像しています。しかし、そもそも漢方の効能というのは複合的要因から生まれるものなので、情動療法に加味帰脾湯がいいと言い切れるまでは、まだ至っていません。

また加味帰脾湯を服用しても認知機能が上がるわけではないので、「認知症の薬」と呼ぶことはできません。しかし服用することで患者の笑顔が増えるのなら、それは認知症患者に効果的な薬と呼んでもいいでしょう。

20年前に岩崎先生という天才との出会いがあり、抑肝散の認知症患者への効果を見つけてくださっただけでも素晴らしい功績だと思うのですが、「情動療法こそが認知症治療のあるべき姿ではないか」と感じていたタイミングで、またしても岩崎先生が奇跡を見せてくださいました。

これにより我々の目指す認知症治療の道筋は明確になったと感じています。抗精神病薬をできるだけ減らして、演劇・芸術を使ったプログラムや漢方で歓喜的情動を上げ、患者が本来の優しさや笑顔を取り戻せるようサポートしていく。これが私たちがたどり着いた答えです。

歓喜的情動と免疫力

抗精神病薬で歓喜的情動が抑えられてしまうと、気力が減退し活動性が落ちます。これはレクリエーションへの参加意欲に如実に現れます。また食欲が落ちたり、感染症にかかりやすくなったりといった結果も出ています。

私は医師としてのキャリアの最初に免疫学を研究していましたが、気力や歓喜的情動は自己免疫力と切り離せないものなのです。抗精神病薬を使っている病棟はそうでない病棟に比べ、点滴を必要とする患者が多くいます。

またコロナが流行した時期には、感染者数にも顕著に現れました。抗精神病薬を使用していない病棟では、腸内環境を整え便秘を防ぐために乳酸菌製剤をすべての患者に処方しているのですが、この病棟ではコロナの感染者がほとんど出ませんでした。

情動とコロナに関係があるのかと思われるかもしれませんが、結局のところ、情動がちゃんと整っているというのが人の根幹にはあるべきなのです。まずは情動を基本に据え、しっかりと働きかけていけば、感染症やほかの疾患への心配も最小限に抑えていけるでしょう。

歓喜的情動を生み出すプログラム

多くの認知症医療の現場で行われているＮＰＩを下げることを目的にした治療は、最低限の必要条件は満たしているといえるかもしれません。抗精神病薬を使ってＢＰＳＤを抑えて、簡単なゲームなどのレクリエーションで体を動かす。これが悪いとはいいませんが、尊厳や人間性の尊重を考えたとき、十分条件まで満たしているとはいえないでしょう。

十分条件を満たすためには、できるだけ抗精神病薬の使用を控え、喜びの感情が出やすい状態にしたうえで、心の琴線に触れるような体験を提供し、脳がいい波をたくさん受けられるようにしてあげることが必要です。

認知症演劇情動療法

私の病院ではＮＰＯ法人日本演劇情動療法協会の協力を得て、ドラマリーディングというのを行っています。俳優で演出家、そして協会の理事長を務める前田有作さんが、戦中戦後を舞台にした物語や、特攻隊の手記などを脚本にして、ドラマティックに読み聞かせてくださるのです。

新皮質の正常な私でも、物語のあるところに差し掛かると聞くたびに泣いてしまったりするのですが、認知症患者もわんわんと声をあげて泣いています。しかも前に聞いたことを覚えていないわけですから、毎回新鮮な刺激がビビッドに脳に届きます。

感動、感激の振り幅が大きい認知症患者たちはまさに情動のマスターです。散々泣いたあと、「あの当時、国のために命を投げ出して頑張ってくれた人たちがいる。それに比べたら今の私の悩みなんてちっぽけだね」などといって、ニコニコしながら自分の部屋に帰って行ったりします。

この演劇を利用したプログラムで、苦悩的情動の軽減が計測できました。もちろん苦悩的情動を下げるだけなら抗精神病薬でも事足りますが、薬との大きな違いは、同時に歓喜的情動指数が上がったということです。

苦悩を下げ、歓喜を上げる、この二つを同時に実現できて初めて情動に働きかける認知症治療は必要条件と十分条件の両方を満たしたといえます。

歓喜的情動の創出は医療現場の人間だけでは不可能で、演劇や文化・芸術に精通した方々の力が不可欠です。人がなにに感動するのか、どのように感情が動くのか、どう感情に働きかけるとよいのかといったことを話し合い、ともにプログラムを練り上げ発展させていく必要があります。

コロナ禍は、さまざまな制約があり前田さんに病院にきていただくことができなかったのですが、テレビ通話を使ってドラマリーディングをしていただきました。初めこそ、テレビの中から呼びかけてくる前田さんに、患者もびっくりしていましたが、新皮質の観察がない分、だんだんと前田さんがその場にいるような臨場感を感じられるようになってきたようです。

認知症患者というのはリモートとリアルの垣根をぽんっと飛び越えられたりもするものなのです。そうすると、この演劇療法は多施設で同時中継しながら行うこともできるわけですから、今後はより多くの認知症患者に提供していけると考えています。

IOT療法

人の生は一人ひとり違うので、患者それぞれの情動につながるキーワードを探し出し、プログラムに取り入れることも認知症治療では非常に有効です。私の病院では、AIを使ってキーワードに関連するコンテンツを集め療法に取り入れる試みも行っています。

ある患者は拒食症で食事を一切取らず、部屋から一歩も出ないで入院生活を送っていました。患者のこれまでを調べていく中でチェロというキーワードが見つかり、演奏家がチェロを引く様子を映像で見せたところ、自然と口元がゆるんだのです。

それに気づいたスタッフがすかさず口の中に甘いものを入れると、もぐもぐ食べたというではありませんか。本人は無理矢理入院させられたことに意固地になっていたのでしょう。何も食べないと意地をはっていましたが、一度食べてしまえばもう意固地になる必要はありません。きっとお腹も空いていたのでしょう。その後は普通に食事をとってくれるようになったそうです。

また、山形厚生病院で行ったバーチャルツアーでは、非常に興味深い効果が見られました。

山形県の蔵王温泉には酢川温泉神社という神社があります。２００段を超える階段が有名で、その階段を登ってお参りし、温泉に入って最後はお土産を買って帰ってくるというのが観光の定番になっています。この映像を職員が作り、患者と一緒に鑑賞しました。

「さあ、一緒に登りましょう」と声をかけると、患者たちは車イスに座ったまま、ちゃ

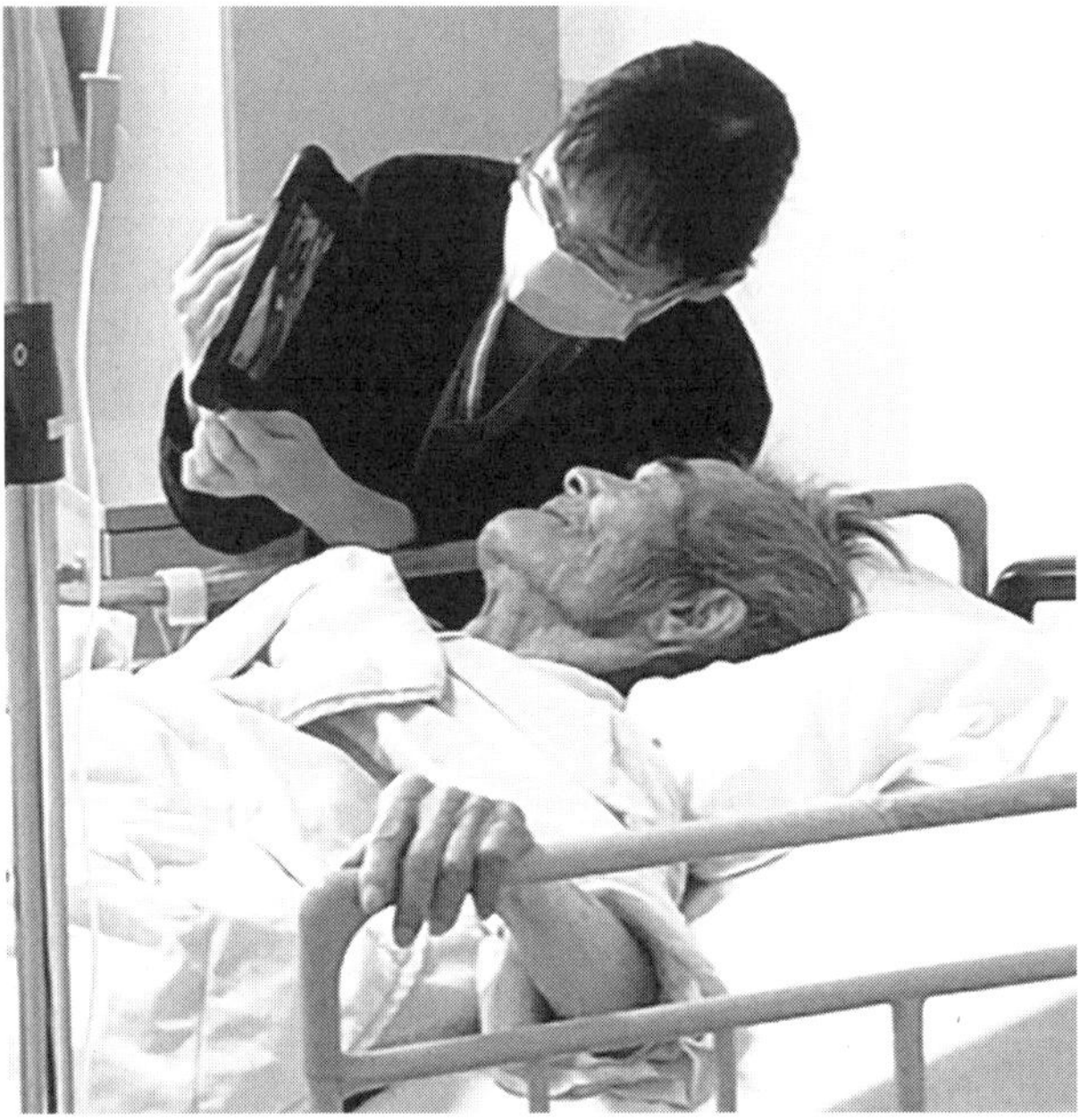

この患者さんは元漁師であったが、徐々に廃用症候群となりベッド上の生活となった。情動療法を熟知した作業療法士が本人の好きな海釣りの映像を選択して iPad で見せたところ、患者さんに微笑みが生まれ、その喜びを共感することによってさらに豊かな歓喜的情動が創生された瞬間が写っている。
拒食もあり常時点滴を必要としていたが、このような苦悩的な状況でも IOT 療法によってこの患者さんはスタッフに感謝の言葉まで述べている。身体的な状況にかかわらず、ひたすらに歓喜的情動を目指す「デライトフルエイジング」の姿がここにある。

んと足踏みをするのです。

参拝の映像に合わせて両手を合わせる患者に「何をお願いしたのですか」とたずねると「家族の幸せ」という答えが返ってくるではありませんか。ここは本当に認知症患者の深いところです。家族の顔もよくわからなくなってしまっている人でも、やはり願うことは家族の幸せなのです。これには職員たちも大変驚いていました。

温泉につかることはできないので、足湯を用意し温泉のもとを入れ、香りまで再現しました。そして最後は山形の銘菓、のし梅を食べるのですが、食事がまったく取れずにいた患者もぺろっと食べました。体を動かし、足湯にもつかり、体も心も気持ちよくなったのでしょう。

情動への働きかけは、患者のメンタルだけでなく、食や運動機能への影響も認められました。

笑いヨガ

笑いヨガは、笑うことで免疫力が高まる、自律神経のバランスが整うなど、健康効果が注目されており、認知症にもいい影響があるとされています。笑うことは喜びの感情を作ることにつながると考え、講師の方に病院にきていただいたりもしています。笑いは講師から始まり、それにつられて患者のうち数名が笑い出し、少しずつ人数が増え、次第に渦のようになっていきます。笑いはまさに波動です。人から人に伝搬していきますから。

この「笑い」の伝搬は「いい波」となって患者の情動に働きかけていくのです。このプログラムでも効果を数値で見ることができます。3ケ月後に測定したところ苦悩的情動指数が下がり、歓喜的情動指数の向上が見られました。

この数値的観察がないと、「みんなで笑いました」「それはよかったですね」という話で終わってしまうのですが、効果を指数で計測することで、「笑いヨガ」といった文化的活動も「科学」にすることができるのです。ここからも、情動療法が医学として客観的に評価しうるものであるといえるでしょう。

アール・ブリュット

アール・ブリュットは「生の芸術」を意味するフランス語で、美術の教育を受けていない人によって創られた芸術を指します。障害を持つ方々による作品もアール・ブリュットと呼ばれ、尚美学園大学准教授の林容子先生の協力を得て、文化庁と共催で、病院内で美術展を開催したことがあります。

塔本シスコさんは山下清さんや谷内六郎さんと並ぶ、日本の素朴派の画家として有名で、脳溢血で倒れたあと、リハビリのために50代になってから絵を描き始めました。シスコさんの作品の中に、沖縄の高校生が踊るエイサーをみてお描きになったものがあります。認知機能のある私たちは絵を観察してしまいますから、上手いとか下手とか、色使いがどうとか客観的に見てしまいますが、認知症の方々は違います。これは大変驚いたことなのですが、ある患者が「音楽が聞こえてくるようだ」「リズムを感じる」といった感想を述べたのです。

林先生が「それでは、そのリズムを足踏みでやってみてください」というと、なんとエイサーのリズムに非常に近いものでした。また「太鼓の音が聞こえてくる」という感想もあったのですが、シスコさんが描いた絵はまさに、太鼓に合わせて高校生たちが踊っている場面でした。

芸術作品というのはデータでいうところの圧縮ファイルのようなもので、作者の思いや感情がそこに凝縮されているものです。物理学者は「畳み込まれている」という表現をよく使いますが、まさに絵の中にシスコさんの思いが圧縮され畳み込まれていたわけです。

大脳新皮質が正常で、物事をすぐに観察してしまう私たちは、余計な情報が邪魔をしてこの圧縮ファイルの解凍がうまくできないといっていいでしょう。「障害者が頑張って描いた絵なのですね」など作品が生まれた背景に目がいきがちですが、認知症患者は違います。そこに込められた感情を読み解くことが非常に得意で、目の前にある作品をダイレクトに受け止めることができるのです。

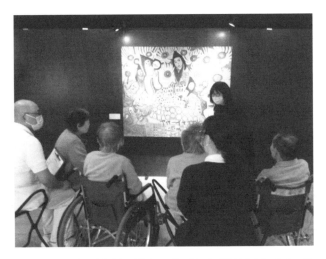

障害のある方が独学で学んで作成した絵画作品（アールブリュット）の中には、作者の豊かな情動が込められている。

塔本シスコさんの作品を見た認知症の方々は、彼女の絵画を見て「音やリズムを感じる」などと次々に話し始め、中には足踏みをしてその思いを表現する方もいた。

まさしくこの絵は、シスコさんの個展のお祝いに、沖縄の高校生たちが踊ってくれたエイサーに感激して描き上げた作品だった。情動機能の豊かな認知症の方は、作品に凍結圧縮された作者の情動を、上手に解凍し展開することができる。

情動というのはさまざまな感情の重ね合わせです。大脳新皮質の正常な人は「観察する力」が邪魔をして、この重ね合わせがうまくできないともいえるでしょう。認知症患者は観察しない分、情動が素直に機能しますから、結果、作品を見て作者の思いを考えたとき、容易に正解を導き出せることがあるのです。

音楽情動療法とパーソナルソング・メソッド®

音楽も情動へ大きく影響します。ただ、美しいクラシックなどを聞かせればいいというわけではありません。今の認知症患者たちでしたら「高校三年生」や「瀬戸の花嫁」などが、若い時分に聞いていた「懐かしい曲」となるでしょう。

こういう思い出につながる曲をみんなで合唱するプログラムを実施しています。面白いことに、カラオケマシーンなどを使うのではなく、プロの演奏家の方にきてもらい、バイオリンやピアノの伴奏で合唱すると情動に大きな影響が見られました。

また、音楽を使ってさらに歓喜的情動に働きかける取り組みとして、日本パーソナルソング・メソッド協会に協力いただき、回想療法を取り入れたプログラムも実施しています。患者それぞれが10代のときに耳にしていた曲を流し記憶を喚起し、思い出を語ってもらうというものです。

音楽が記憶と密接に関わっていることに着目して作られたメソッドで、音楽をきっかけに思い出したことを語ってもらうことに意味があります。過去を懐かしみながら夢中になって話すことで、生活に積極性が出たり気力や活力を取り戻したりする様子もみられ、思い出せなかった古い記憶が次々によみがえる症例もみられました。

パーソナルソング・メソッドについては、このほかにもたくさんの興味深い効果がみられたので、第4章で開発者のインタビューを交えて紹介します。

第4章　パーソナルソング・メソッド®

音楽と記憶

1960年代にアメリカの心理学者によって提唱された心理療法に回想法というものがあります。過去を思い出し誰かに話すことで心の安定をはかるだけでなく、脳への刺激が活動性や自発性を促すため、認知症の進行の予防にも効果的とされています。日本パーソナルソング・メソッド協会の理事、津森修二氏と代表理事、津森和美氏は認知症患者に回想法を行う際、記憶の扉を開ける鍵として音楽が効果的であることに着目し、2016年から研究を続けてきました。

きっかけはアメリカの映画「パーソナル・ソング」を観たことでした。認知症患者への音楽療法の効果を追ったドキュメンタリーで、記憶が呼び起こされる瞬間を集めたものです。

「過去について語りたくても何も覚えていない」と話す90代の認知症の女性に10代のころに耳にしたであろう音楽を聴かせると、「学生のころに聴いた記憶があるわ」といいます。「お母さんに内緒でコンサートに行ったのよ」と話しながら、次々に記憶が呼び覚まされ、若いころにしていた仕事や、息子のことなど堰を切ったように話し出しました。そして「私がこんなにたくさん話せるなんて」と本人も驚いた様子を見せます。

また娘の名前すら思い出せず、ふさぎこんでばかりいた90代の男性は、若いころに好きだった曲を聞いた途端、陽気に歌いはじめ、仕事や家族のことを饒舌に語りだします。

修二氏はこの映画を観たときに天啓ともいえる衝撃を受けたそうです。レコード店の息子として生まれ、東芝イーエムアイ株式会社（現、株式会社ＥＭＩミュージック・ジャパン）、株式会社ワーナーミュージック・ジャパン、エイベックス株式会社と三つのレコード会社で数々のヒット作を世に送り出してきた氏にとって、音楽は常に人生とともにあったもの。エンターテインメントの真ん中で生きてきた氏が、一本の映画をきっかけに、社会の課題解決に乗り出そうと、音楽を使った認知症対策を研究するようになりました。

音楽は、においや味よりも過去の記憶を呼び起こすのに有効であることはさまざまな脳の研究で広く知られています。側頭葉は長期記憶の保管場所ですが、同時に聴覚の中枢の機能にもなっているため、音楽を聴きながら目にしたものや体験したことは、一緒に定着する傾向にあるとされるためです。また、音楽が側頭葉への刺激となり、長期記憶を引き出す鍵になるともされています。

パーソナルソング・メソッド（以下、ＰＳＭ）はこの側頭葉の働きを利用したもので、認知症患者一人ひとりに合わせた音楽を選んで聴かせることで、より効果的に記憶の喚起に繋げていくのが狙いです。

前の章で、いまの認知症患者にとって懐かしい曲といえば「瀬戸の花嫁」などでしょうかと書きましたが、実際、認知症でなんらかのケアを受けている患者は60代から90代以上までいます。30年以上の開きがありますから音楽の流行にも違いがあります。ですから一人ひとりにあった曲を見つけることから始めるのが重要なのです。

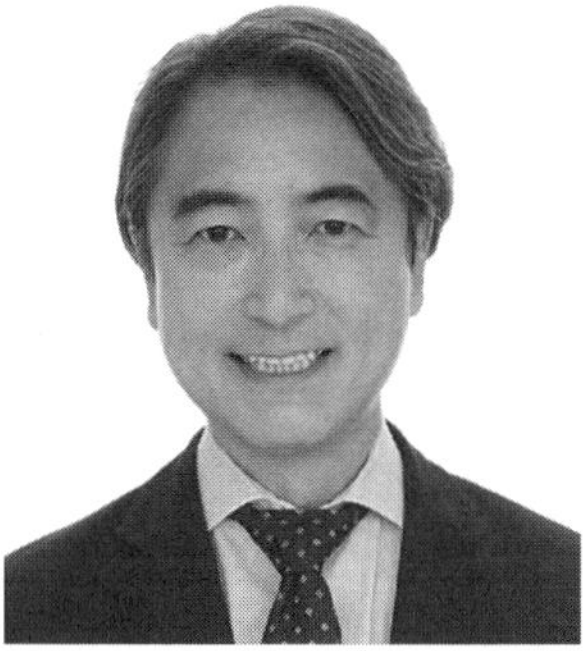
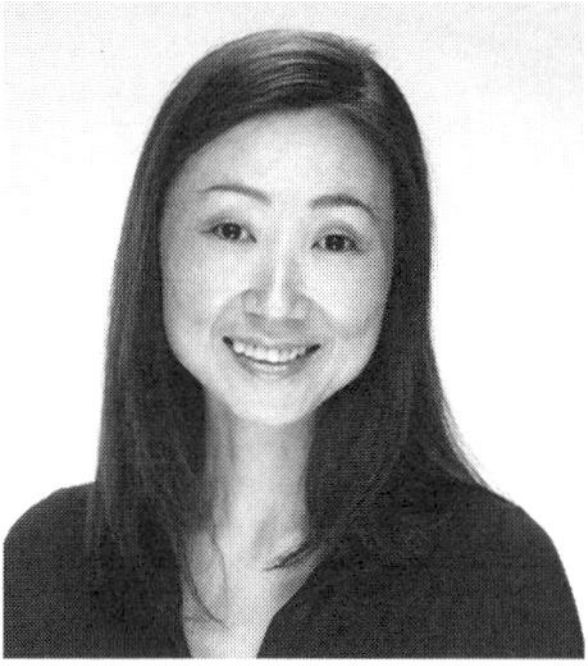

津森修二（つもり しゅうじ）〈左〉
一般社団法人 日本パーソナルソング・メソッド協会
業務執行理事
30 余年の音楽業界経験の中で数々のヒットを生み出す。エイベックス・グループ在籍時には TVCF 集 DVD で「日本レコード大賞企画賞」受賞し、TRF エクササイズＤＶＤの大ヒットを創生した。その後起業し PSM を開発。関連書籍も複数刊行。産業能率大学客員研究員も務める。

津森和美（つもり かずみ）〈右〉
一般社団法人 日本パーソナルソング・メソッド協会
代表理事
数々のスポーツクラブで水泳、ジム、パーソナルダイエットトレーニングなどを指導。フリーアナウンサー、CF ナレーターとしても活躍し、後年取得した心理学の資格を活かし PSM 開発に携わり関連書籍も刊行。フィジカル、メンタルのケアができるカウンセラーとして活動中。

【津森修二氏・和美氏　インタビューより】

鍵は12歳前後で聴いた音楽

「思い出の曲はなんですか」と聞かれたらなんと答えますか。学生時代に友達と歌った歌、初恋の人と聴いた曲、失恋した自分を慰めてくれたものなど、人によってさまざまでしょうが、ＰＳＭで使う曲は大人になる前、12歳前後で耳にしたであろうものです。

修二氏　12歳は神経系の発達がほぼ完了する年齢。運動能力が定まり、日常生活に必要な動作が自分で適切にできるようになる歳といわれています。成長には個人差があるので、前後に3年の幅を持たせ、10歳から15歳のあいだに聴いた曲をＰＳＭでは使用します。これは音楽により側頭葉を刺激して思い出したことを発話し、食事や排泄、歩行といった日常生活動作の維持に役立てるのが目的です。

オリジナルへのこだわり

一般的に回想法を行う際は、思い出につながる物や写真を使用することもあります。例えば子どものころ、寒い日には火鉢にあたっていたという人がいれば、火鉢を用意することもあるでしょう。しかしこの場合、似たものは用意できても、まったく同じものを探し出すのは難しくなります。「うちにあった火鉢は白じゃなく黒だったねえ」など、思い出との齟齬が生じると、記憶の喚起を邪魔してしまうこともあります。

修二氏　音楽は、オリジナル音源を探し出せば、一人ひとりが聴いていたものとまったく同じものを聴かせることができます。いまのようなデジタルはありませんから、ラジオから流れてくるアナログの音楽を割れた音で聴いていた人もいるでしょう。蓄音機のない家では、商店街で流れる音楽が一番馴染みがあることもあります。

そういったものを探し出し、いつでも何度でも聴ける状態にしておくことで、仕舞い込んだ記憶に効果的な刺激を与えられると考えています。

楽しいおしゃべりが生む効果

ＰＳＭは単に過去を思い出し、誰かに話せばいいというものではありません。「楽しくおしゃべりする」ということが重要なキーになります。この「快」の刺激が脳にポジティブな影響を与えると両氏は考えます。

修二氏　認知症のかたは同じことを何度も話すことがありますが、とくに楽しい思い出は嬉々として、繰り返し話して聞かせてくれることがあります。回を重ねるごとに記憶は細部まで呼び起こされ、頭の中で静止画のようだった思い出が動画のように鮮明になっていくようです。話がどんどん具体的になっていき、おしゃべりの時間も長くなっていく変化が見られます。

効果の測定方法の一つとしてCogEvo（コグエボ）という株式会社トータルブレインケアが開発したシステムを使用しています。コンピュータで認知機能を評価するもので、国立長寿医療研究センターでも使用しているのですが、ＰＳＭを繰り返していくうちに、認知力や記憶力に改善が見られたのは嬉しい成果でした。

日常生活動作への影響

ＰＳＭは仕舞い込んだ記憶を取り出すことが目的ではなく、日常生活動作の維持や改善を目指すもの。セッションを繰り返していくと、５、６回目あたりから変化が見られることがあるといいます。

和美氏　セッションの途中でお手洗いに行くかたがいるのですが、最初は介護士に付き添われて行っていたんです。戻ってきたときも自分の席を覚えていないので、着席するまで付き添いを必要としていました。

それが何度目かのセッションになると、自分でお手洗いに行き、ちゃんと自分で席に戻ってくるようになったんです。

「自分の席を覚えておこう」と努力したわけではないでしょう。ご自身でトイレに行き戻ってくる、この基本の動作が意識せず、自然とできるようになっていたのです。

また別のかたは、歩行器がないと歩けないかただったのですが、セッションが終わったあと、なんと歩行器を忘れて自分で歩いて帰ってしまったんです。介護士のかたが、慌てて歩行器を持って追いかけていく様子に、嬉しくなりましたね。

「音楽を聴いて過去を思い出したら、歩けるようになった」なんていうと、みなさん、怪訝な顔をするでしょう。大切なのは、思い出した記憶を誰かに「楽しく語ることができた」ということだと思うんです。誰かが聞いてくれる、共感してくれる、そんな瞬間は幸福に包まれますよね。

この幸福感が大切なのではないでしょうか。気分がよくなると生き生きしてくる、気力や活力が湧いてくるということは誰でもあるでしょう。認知症のかたの場合、認知機能の低下によって日常生活動作が難しくなることがありますが、音楽により脳が刺激されることで、日常生活動作を思い出したり、それを行うだけの気力が湧き上がってきたりということは、少しも不思議なことではありません。

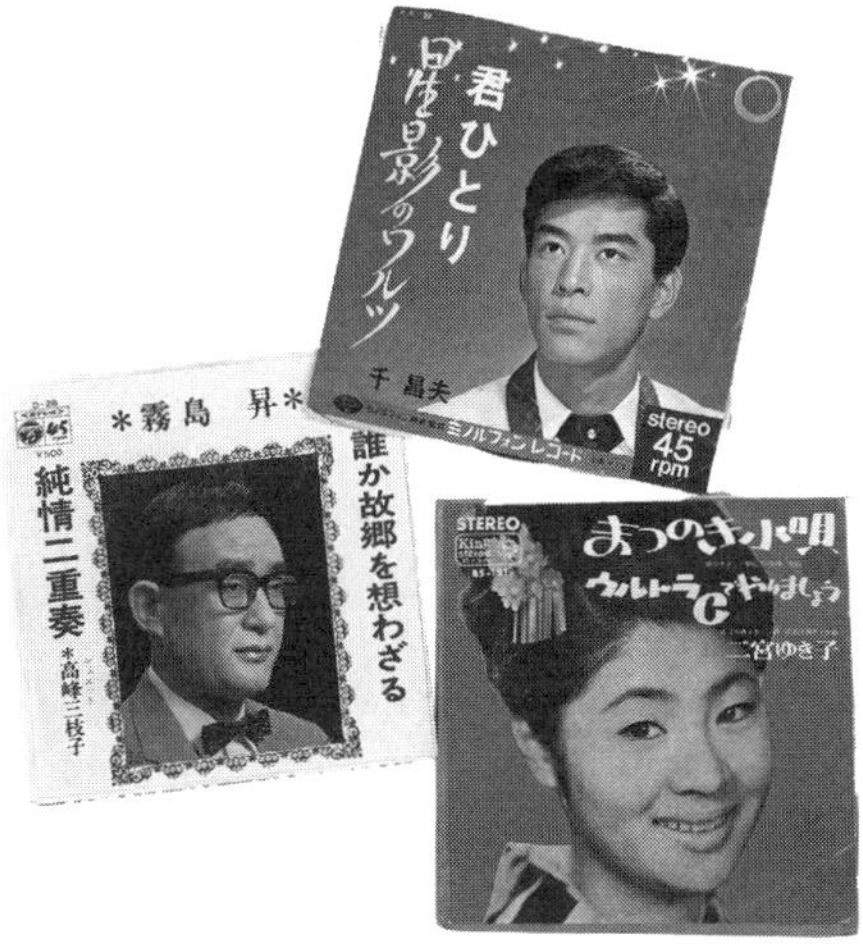

PSMでは思い出のレコードが劇的な効果を生み出す。

人生の棚卸し

ＰＳＭのセッションは、プラスの感情を創出することを目的にしています。音楽によって呼び起こされた記憶には辛い経験や悲しい過去も含まれるでしょうが、喜びにつながる話だけを積極的に引き出していきます。

修二氏　思い出話というのは不思議なもので、悲しい話が始まったかなと思っても、聞き手の反応によって、いかようにも展開するんです。

あるとき、戦時中の話を始めたかたがいたので、辛いご経験をされたのかと思ったのですが、防空壕の中で食べたおにぎりが美味しかったというのです。戦争をざっくりと思い出すとそれは辛い過去ですが、セッションを繰り返し細部の記憶が呼び覚まされると、当時、大変な日常の中でも、それぞれが懸命に生きた物語が出てくるものなのです。

過去を思い出し話をすることを私たちは「人生の棚卸し」と呼んでいます。楽しく過ごした日々、誰かに愛された記憶、家族のためにがむしゃらになって働いた月日、そういったものを思い出すことで「かけがえのない人生」を総括することに繋がればと願っています。

歳をとれば、老化にともない生活範囲が狭まったり、できることが一つ、また一つと減っていって気が滅入ることもあるでしょう。認知症とともにうつ病を発症するかたもいらっしゃいます。

しかし、「こんな自分でも素晴らしい人生を送ってきたのだ」ということが再認識できたら素敵ではないですか。

藤井先生から、ＢＰＳＤを発症するかたの多くが過去に苦悩的情動を長く抱えていた傾向にあると伺ったことがあります。確かに生きるのは大変なこと。戦中・戦後から高度経済成長期を経て、バブル崩壊、不景気と激動の時代を過ごされてきた方々です。

しかし、どんな時代に生きた人にも誰かに愛された記憶というのがあるでしょう。それを思い出し、楽しく話して聞かせていただけたら、きっとご家族や介護者も温かな気持ちになるのではないでしょうか。

ですから、ＰＳＭでは楽しい記憶だけにフォーカスし、歓喜的情動をできるだけ多く創出し、おしゃべりを楽しんでいただくことにしています。

音楽が記憶の喚起に良いからといって、認知機能の向上だけを目的にしているわけではありません。認知症のかたが本人なりに人生を総括し満足感を得ること、そこがゴールなのです。

PSMへの周囲の協力

楽しい話だけを聞き出し、記憶の糸をたぐっていくためには、聞き手の協力も欠かせません。和美氏が以前、セッションを行ったご家族ではこんなことがあったといいます。

和美氏　訪問セッションの最中に70代の認知症の女性が「昔、函館に行ったときにね」と話し出したんです。すると依頼者である息子さんが「なにいってるんだよ、釧路だったでしょ」と。

息子さんの気持ちもわからなくはないんです。自分の母親が認知症であると認めるのはなかなか辛いこと。記憶を訂正してあげれば、認知機能の回復の助けになると思ったのかもしれません。

しかし、話をするたびに内容を訂正されては、お母さんも話が続けにくくなるでしょう。そんなことを繰り返していくと、だんだんお互いに居心地が悪くなるものです。

ＢＰＳＤとＢＰＳＣは比例するという研究も藤井先生から教えていただいたことがあります。介護者が辛く当たることで、認知症のかたも不機嫌になったり怒ったりして、そのまま進んでいくと暴れて手に負えなくなるということです。

徘徊もこういった介護者との不和によって引き起こされることが多いと藤井先生の研究にあります。自宅が居心地のいい場所でなくなってしまったために、「ここは自分のうちではないのでは？」と思い、外をさまよい歩いてしまうのだとか。

ですからＰＳＭでは聞き手の態度が非常に重要なのです。楽しそうに話しているのであれば、一緒に楽しみながら聞く。話が間違っていたり辻褄があっていなかったりしても、そんなことは問題ではないんです。

おしゃべりを楽しむことで、活力がわき、日常生活動作が少しずつ自分でできるようになっていけばご家族も嬉しいでしょう。そうしてＢＰＳＣが軽減していけば、ＢＰＳＤも抑制できる。認知機能の改善が見込めなくても、家族が楽しい時間を共有できるのであれば、いま介護の現場で起きている問題の何割かは解決するのではないでしょうか。

「快」の影響を生み出す1H話法

ＰＳＭでは「１Ｈ話法」というものを使っています。通常、文脈は５Ｗ１Ｈで伝えるのがよいと習いますが、記憶の糸を丁寧に手繰り寄せるときには効果的とはいえません。大切なのは「Ｈ」、ＨＯＷを投げかけてあげることだといいます。

修二氏　思い出話をする人に「それはどこで起きたことなの？」「誰と行ったの？」など具体的な質問をしても、すぐに思い出せないことがあるでしょう。そのうち話し手は自信をなくして、話すことが嫌になってしまうかもしれません。

ですからＰＳＭでは「ＨＯＷ」しか使わないと決めているのです。「どのような場所だったのですか」「どのような様子だったのですか」とＨＯＷの質問だけを適切なタイミングで投げかけてあげると、「そうだねえ」と考えながら少しずつ思い出したことを話してくれます。

記憶というのは、繰り返し話していくうちに次第に鮮明になっていくものですから、最初は輪郭だけでもいいのです。「どのような」といった柔らかな質問で話の続きを促し、気持ちよく話せる状況を作ってあげると、認知症のかたも話しやすくなります。

以前、こんなことがありました。ある80代の女性が、苦虫を噛み潰したような表情で隣に座っている人に息子の嫁の悪口をいっているのです。認知症のかたが被害妄想をもち、身近な家族の悪口を話すことがあるというのはよくある精神症状です。

しかし、美空ひばりさんの曲を流すと何かを思い出したらしく「ああっ！」と叫んで立ち上がり、満面の笑みで、若い頃に映画を観に行った話を始めました。美空ひばりさんが主演の映画で、立ち見を含め満員の館内中の観客が主題歌を大合唱したのだとか。

よほど楽しい思い出だったのでしょう。3回も4回も話して聞かせてくれるの

このQRコードから、この時の劇的な動画を見ることができる。この女性はこの日、息子の嫁の悪口を吐き出していたが、美空ひばりの歌を聞くうちに、10代の頃の記憶がよみがえり、笑顔で「ありがとう。いやあ、うれしい、ホントにうれしい！」と喜びと感謝の言葉が止まらなくなった。

ですが、回を重ねるごとに、詳細な話になっていくのです。最初は映画館といっていたのが、具体的な映画館名を言い、館内には１００人以上の人がいたかな、などどんどん出てくるわけです。

記憶というのは、聞き手がせっついて引き出さなくても、本人が夢中になっておしゃべりしていると、どんどん引き出されていくものなんですね。ですから、聞き手は焦らず１Ｈ話法を使いながら、話しやすい雰囲気をしっかり作ってあげるのが大切だと考えています。

喚起される輝かしい記憶

音楽を聴いて、その当時のことを思い出すというのは多くの人が経験したことがあるでしょう。ＰＳＭでは12歳前後に聴いた音楽を用いますから、子ども時分の記憶が鮮明になるのかと思われるかもしれませんが、そうではありません。あくまで音楽は記憶の扉を開ける鍵。開けられた扉からなにが飛び出すかは人によってまったく違います。

和美氏　初めてセッションを受けたかたは、その曲を聴いた当時のことを思い出す傾向があります。「ああ、商店街でよく流れてたね」「母が好きで一緒に口ずさんだりしてたね」など懐かしそうに話してくれるんです。

しかし、回数を重ねていくと、自分が一番輝いていた時代について話してくれるかたが多くいます。いまの高齢者は、若い時分に猛烈に働いていた人が多い世代ですよね。大きな仕事で成果を出したこと、昇進したことなど、嬉しかったのでしょうね。

輝かしい日々について語ってくれるときには、口調も若々しくなるかたが多くいます。ハキハキとした口調で、言葉使いも若者のようになるかたもいるんです。私を当時の友人のように思っているのでしょうか。肩をポンポン、ポンポンと叩きながら面白いエピソードを聞かせてくれるときには、私も手を叩いて大笑いしています。

認知症のかたに話しかけるときには、ゆっくりと簡単な言葉で話しかけるのが正解と思っているかたもいるでしょう。しかし、仲間とワイワイ話しながら盛り上がるのが楽しいのは高齢者も一緒です。

お腹がよじれるくらい笑いながらとめどなく話す、そんな時間が作れたとき、ＰＳＭをやっていて本当によかったと思います。

話しかけ方には段階を設けています。やはり人と人ですからいきなり距離を縮めてもよくありません。最初は敬語を使って丁寧に話します。5回、6回と重ねていくうちに少しずつ砕けた言葉になり、認知症のかたの記憶が鮮明になってきたら、子どものころのあだ名を教えてもらい、その名で呼んだりすると益々盛り上がります。

そうやって徐々に友達のような関係を築いていくと高齢者のかたも喜んでくれるんです。

記憶と自意識

ＰＳＭのセッションを重ね、記憶が少しづつ呼び覚まされていくと、自意識がしっかりとし始めるかたもいると和美氏は話します。

和美氏　以前、お会いした認知症のかたの中に、お化粧を何回も重ねて塗ってしまうかたがいらしたんです。すでにお化粧をしているのに、その上にまたファンデーションを重ねてといった具合で。そのかたが、セッションを重ねていくうちに、普通にお化粧ができるようになり、お洋服も自分でコーディネートするようになったんです。

「今日はアイシャドウとお洋服の色がよくあっていますね」と声をかけると「わかる?」と嬉しそうに答えてくださって。おしゃれを楽しんでいらっしゃるように見えました。

PSMが自意識にどう結びつくのかはわからないのですが、記憶をたどり自分の人生に目を向けていくうちに、自分自身へ対する意識も少しづつ変化していったのではないかと思うんです。

PSMでは「自己肯定感」を育むことを重視しています。自分の人生に起きた素敵な出来事をできるだけたくさん思い出し、かけがえのない人生であったと認識することは終末が近づく人たちにとって絶対に必要だと思うんです。

老化は止められません。体が動かなくなったり病気を発症したり、人間歳を取れば色々なことが起こりますが、老いや病気、死を恐れることなく今日という日を大切に過ごしていくためには、自分や自分の人生を肯定できることが重要だと思うのです。

音楽によって記憶の扉が開き、それをきっかけに自分自身に目を向けられるようになり、自意識を取り戻していくことが尊厳のある生き方につながるのであれば、ぜひ多くの人に試していただきたいと思います。

音楽と記憶と家族

日本パーソナルソング・メソッド協会では、病院や介護施設でＰＳＭを行うためにカウンセラーの養成も行っていますが、家庭でも取り組んで欲しいと両氏は話します。

修二氏　ＰＳＭは１週間に一度のセッションを10回程度行いますが、できれば自宅や入院先の施設で長く続けてもらいたいと思います。記憶は段階的に引き出されていきますが、情動はそうはいきません。上がったり下がったり、波のように絶えず変化します。一度、生き生きと話すことができたら、もう気分が落ち込まないなどということはないんです。

日本パーソナルソング・メソッド協会が提供する「ＰＳＭナビ」というＷｅｂサービスにインターネットでアクセスしていただき、生年月日と出身地を入力すると、最適な曲が出てきます。同時代の曲が複数出てきますから、一つずつ流していき認知症のかたの反応を見ながら記憶の喚起につながる曲を探すことが可能です。

歌謡曲だけでなくクラシックや洋楽もありますし、同時代の映画や風景の写真なども紐づけられているので、「楽しいおしゃべり」につながるネタがたくさん入っています。

介護者がちゃんと話を聞いてくれていると感じると認知症のかたも安心しますから、信頼関係の構築もしやすくなるでしょう。

和美氏　定期的に「楽しくおしゃべりをする時間」を設け、脳によい刺激を与え続けるためにはご家族の協力が欠かせません。毎日わずかな時間でも一緒に音楽を聴いて、思い出話に耳を傾ける、そんなふうにＰＳＭを生活に取り入れていた

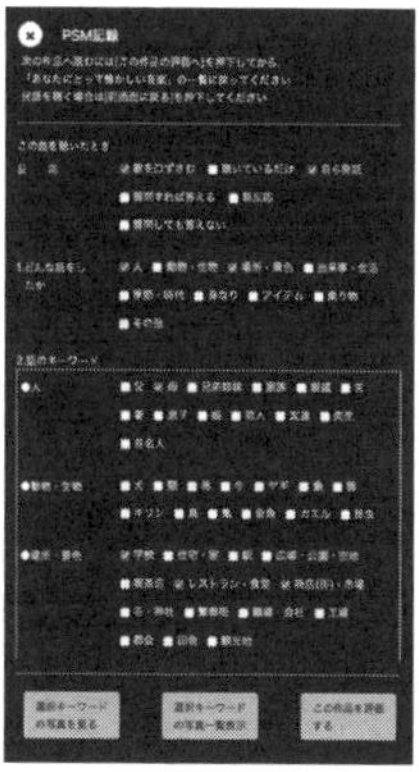

PSMナビの記録用画面

PSMを実施した時の状況を記録することにより、別の介護者が担当しても情報共有することができる。どんな反応を起こしたか、何に興味を示したかなどが具体的に記録される。また会話の内容から、人、動物と植物、場所と景色などのキーワードが抽出される。

だけたらと思いますね。

大切なのは家族が一緒に楽しい時間を過ごすこと。その時間こそがかけがえのないものなのです。

これからの日本は高齢者が増え、介護不足の問題がより深刻になっていきます。高齢の親を施設に入れず、自宅で介護する人も増えるでしょう。ＢＰＳＤの問題が深刻化しないようにするためには、家族が楽しく介護できる環境が必要です。

もし音楽によって記憶の扉が開き、認知機能の低下が少しでも食い止められるなら家族の負担はきっと軽減されるはずです。親が認知症になったとしても、日常生活動作を自分で行うことができ、朗らかな気持ちで毎日を過ごしてくれたら、こんなにいいことはありません。

藤井先生が研究・実践されている情動療法が主流になっていけば、認知症治療のありかたも大きく変わっていくでしょう。ＰＳＭは情動に働きかける取り組みとして、医療現場でも家庭でも取り入れやすく、効果を実感しやすい介入法と考えており、現在藤井先生のご協力の元、情動の指標との連携を進めています。

認知症情動療法を実習した東北大医学部５年生の感想

① **Aさんの感想**　大学病院では認知症の学問的な診断を見てきましたが、こうして地域に根ざして、目の前にいる患者さんに対して予防も治療も進めていく場面を見て、新しい医療のあり方を見学させていただいたなと感じました。演劇情動療法やアロマセラピー、パーソナルソング・メソッドなど、患者さんの心に寄りそった体験に参加させていただき、そのどれも、患者さんの心が大きく動いているのを見て、情動を動かすようなプログラムが、認知症の進行予防において重要なのだと学ばせていただきました。

② **Bさんの感想**　認知症は、他の一般的な医療のように、悪いところを専門的に治すということではどうにもならない分野であり、どうしようもない手のつけようのない領域かなと思ってしまっていたのですが、情動を動かすことによって、患者さんの人生を豊かにするという医者としての大きな目標に近づくことができるという点で、これからもっともっと重要視されていくべきだと思いました。

③ **C君の感想**　「情動」という概念を初めて知った。歓喜的情動を活性化することによって、老年症候群の改善につながるということに驚いた。認知症にも今後期待されていて、これから認知症患者が増えていく中で、今までのスタンダードな治療とは違った情動に関わる治療がどのように活きていくのか注視していきたい。

第5章　力学的医療から量子論的医療へ

ニュートン力学では説明できない情動の世界

科学は目に見える身近なものに疑問を持つことから発展してきました。古典力学の基本であるニュートン力学は、目に見える現象を扱い、計算式を用い物体の運動を正確に予測します。

かつてはニュートン力学が絶対的な真理であると信じられていました。しかし放射線や電子が見つかると、目に見えないミクロの世界ではニュートン力学では説明のできないものがあることがわかり、新しい力学として誕生したのが量子力学です。

量子力学は電子レンジや携帯電話の半導体に使われていますから、非常に身近なものであり、科学として何十年も前から実用化されています。しかし科学分野の中で、医学の世界だけは、量子論的なアプローチを科学的ではないとして遠ざけてきました。これは臓器的医療を医学の中心と考えてきたからにほかなりません。

しかし、認知症患者に必要な治療は目に見えるものだけでは説明できないことは、ここまで読んでお分かりいただけたでしょう。

先ほどから私は何度か「波」という言葉を使ってきました。芸術や笑いが人の心に与える影響は目に見えませんから、点や線で表すより「波」といったほうが適切でしょう。そして、そういったものに触れたときの感情の変化も波のようなものです。喜びや感動、怒りや苦悩も波のように感情の中へと入っていき、情動を動かします。波動は共鳴したり伝播したり重なり合ったり、さまざまに形をかえ心に影響を与えます。

ニュートン力学の考え方では情動療法は科学ではない、医学ではないと仲間外れにされてしまいますが、量子論を使えばこの波もちゃんと説明がつけられるのです。

臓器を中心に考えない医療を

１９０６年生まれのドイツの政治哲学者、ハンナ・アーレントは「生」を二つの言葉で説明しています。

一つはＤＮＡの連続性に基づく循環型の生命（Ｚｏｅ）。標準化できるので自然科学の対象となりうるとしています。もう一つは生涯と呼ぶべき人間としての直線的な生（Ｂｉｏｓ）。標準化できないので自然科学の対象とならないと考えられていますが、最も根元的な概念といえるとしています。

前者は「標準化できるもの」、すなわち数値化できるもので、ここからここまでは正常、この数値を超えると異常というふうに判断できます。この数値化できるものが医療であるという考えで、これまでの医学は進んできており、これが臓器を中心に考える現代の医療の概念といえます。

私が研究している情動は後者、標準化できないものと長く考えられてきました。人生や経験、感情は一人ひとり違うわけですから、一つの症例を取り上げても「それはたまたま、そうなったのでしょう」と解釈されてしまいます。そういったものは自然科学の対象ではないと考えられてきたのです。

しかし「生涯と呼ぶべき人間としての直線的な生」は根源的なものであり、「生」を考える上で非常に重要であるとハンナ・アーレントはいっています。

そこで、佐々木先生と歓喜的情動を測るための指数を作り、ある程度データを集積すれば、情動も標準化できるのではないかと考えました。こうして数値化できるようになれば、情動も科学の領域に少しずつ入っていけるのではないでしょうか。

脳というのは、多面体のようなもので認知機能はその一面にすぎません。その一面だけで認知症を判断したり、なんとかしたりしようとするのはいささか、粗暴ともいえましょう。

脳が持つ情動機能は非常に複雑で、例えば「好き」という感情だけでもさまざまあります。そして「好きだけど嫌い、嫌いだけど好き」といった真逆の感情もあり、簡単な数式で表せるものではないのです。

これは量子論に通じるところで、多面的な脳の機能にさまざまな情動があり、それがある確率のもとに表出されることがあります。一定の条件が揃うとある感情が放出されるといった情動の変化は量子の考えと非常に親和性があると捉えられます。

これはニュートン力学でいう、ボールを投げた時に描く放物線を数式で表すというような単純な法則では語れません。

【量子情動療法】

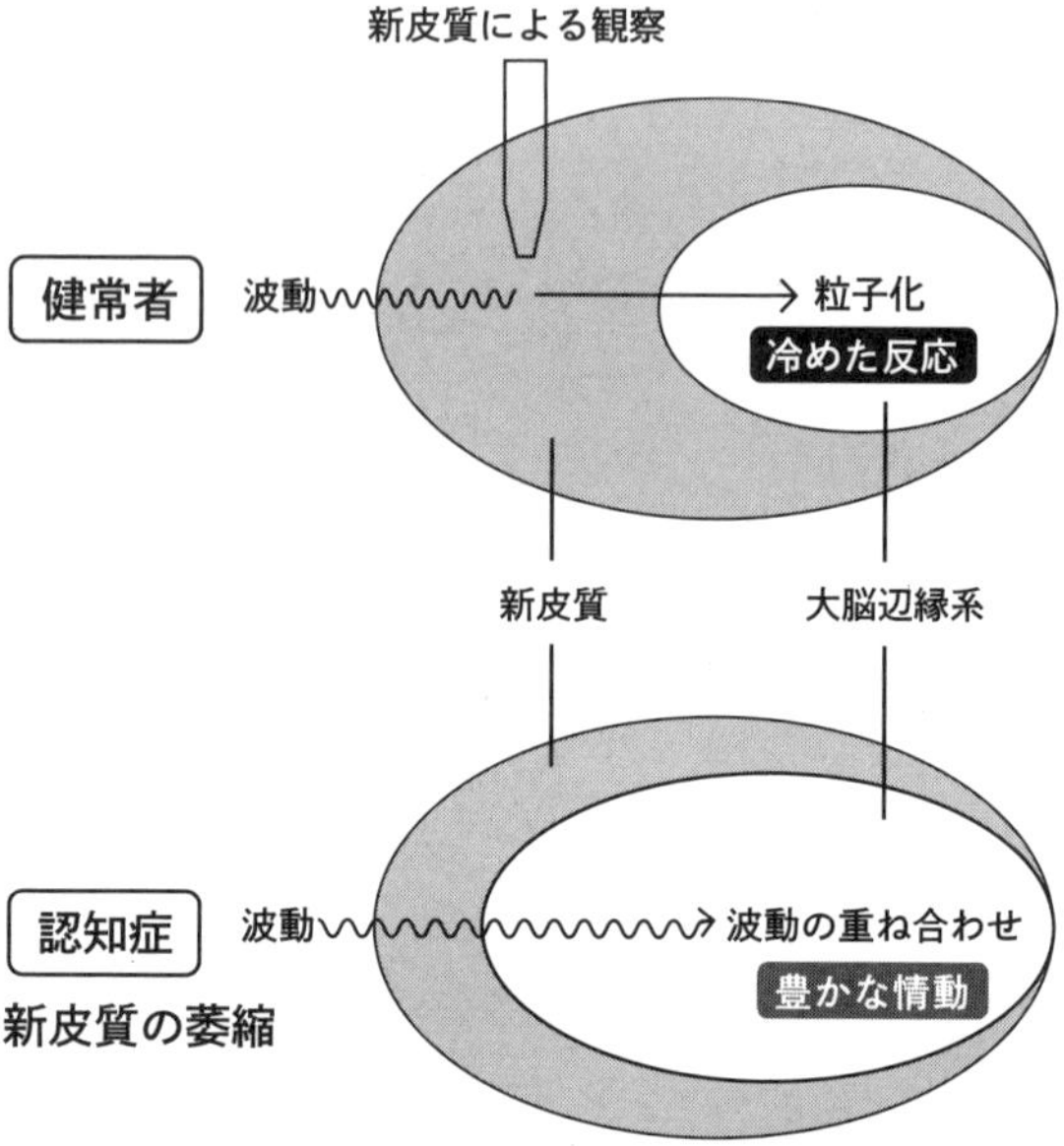

外界から光や音などの波動情報が入った場合、健常者は新皮質による観察（言語化）を行うことにより、波動は波の性質を失い粒子化してしまうため、波動の重ね合わせが行われず「冷めた反応」に陥りやすい。
これに対し、認知症患者は、新皮質による干渉が減る分、波動情報を波動のまま受け入れることができるようになり、波動の重ね合わせ（共鳴）により、「豊かな情動」を保つことが可能になる。それゆえに繰り返し喜びの情動に至る波動を与えることが重要である。認知症の高齢者こそ心豊かに生きる道が開けていると考えられ、まさしくデライトフルエイジングの達人といえる。

私が、認知症患者への情動医療を量子論で捉えるべきだと考える理由はもう一つあります。大脳新皮質は正常に機能している時には、いろいろなものを観察します。正常な認知機能を持った人は毎日、多くのものを観察し、比較しながら生活しています。

例えば何かいいことがあったとき、「ああ、いい波が来ている」と素直に捉えればいいのですが、多くの人は「隣の人と比べたら大したことない」「昔と比べたら大したことない」とすぐに何かと比較してしまいます。

いい波を「よかった、よかった」と受け入れず、新皮質が観察してしまうことにより、本来は量子のいい波がきていたにもかかわらず粒子化してしまうわけです。そうすると量子の波の重なり合わせはなくなってしまうわけですから、何ごとにも冷めた反応しかできなくなります。認知機能の正常な人には多かれ少なかれこういったことがあります。

それでは、認知症患者はどうかというと、大脳新皮質の観察がありませんから、いい波をそのまま受け取り、大脳辺縁系で重なり合わせが起こります。そうするとちょっとしたことでも非常に豊かな情動を作ることができます。逆に苦痛の波が重なり合わされば、苦悩的情動の表出に繫がります。

つまり、認知症患者は情動の達人であり、どのような波を入れるとどういう情動が生まれるかを私たちに示してくれている存在といえるのです。

30年ごとに変わる医療のメインストリーム

医療の世界は30年ごとに変革を起こしています。90年前は結核がメインストリームでした。そして、高度経済成長期には猛烈に働くお父さんたちが突然倒れる脳卒中の時代がきました。

この30年は癌治療が大きく進歩した時代。そして今、認知症の時代へと移行していると考えています。

結核や脳卒中、がんは臓器の疾患ですから、ハンナ・アーレントのいうところの「DNAの連続性に基づく循環型の生命」です。そういった疾患は目に見えるものですから、手術や薬で治療し改善を目指せます。

しかし認知症は情動の疾患ですから目に見えません。目に見えないものを情動への働きかけでなんとかしようというのはアーレントのいう「生涯と呼ぶべき人間としての直線的な生」であり、これからの医療は、量子の考え方を使いながらまったく違った領域へ入っていくと考えるべきでしょう。

これから先、臓器医療はＡＩを駆使して手術をしたり創薬をしたりということが可能になっていくでしょう。

では高齢者医療はというと、臓器疾患のあるなしに関わらず、本人が喜びを保てるようにすることを、若い人への医療とは別に考えるべきではないでしょうか。最終的なゴールは「デライトフルエイジング・幸福な老い」であり、その対象にはもちろん認知症も入るわけですが、古典力学を利用したものではなく、量子論を取り入れた治療でゴールへと後押ししていくべきなのです。

せっかく患者の情動にいい波、波動がきているのであれば、それをあえて観察せず、波を波のままにしておくこと。本人がいい波に包まれているのであれば、それでよしとする考えをこれからの医療は取り入れていくべきです。

目に見えないものも科学になる

プリズムを使って太陽光を七色に分解したニュートンに対し、ドイツの詩人で自然科学者であったゲーテは、「色というのは本人がどう感じるかが重要である」と真っ向から否定しました。

ニュートン力学が主体とされた時代にはゲーテはエセ科学者と批判されたものですが、彼の色彩論は、認知症患者を情動を中心にみる考えと通じるところがあります。光というのは本来、自然の中に溢れているものです。それを暗室に閉じ込め数値化し、科学としたニュートンは、光の一部しか見ていないともいえるでしょう。

しかし、実は数値化されていない、見えていないところにも光はたくさんあるのです。見えていないから科学に入らない、医療にならないというのは傲慢です。見えていない部分にこそ大事な要素が隠れているということを如実に表しているのが、認知症患者ではないでしょうか。

もちろん医療のすべてを量子論で語ることはできません。救命救急センターなどでは、臓器を見ることが必要です。ただ、臓器別診療だけが医療であるという考え方は問題で、これからの高齢者医療においては、情動を中心に見ていくことが必要です。

臓器医療を中心に見れば、手の施しようのない状態まで症状が進んだ患者は医療を離れていくよりほかありません。しかし、そのような患者の情動に働きかけ、いかにデライトフルな生を提供できるかに取り組むこともまた、医療の役割でしょう。

私たちの行っている取り組みの一つにEmothera Cafe（エモテラカフェ）というものがあります。エモーショナルセラピーを略して名付けたカフェなのですが、地域のお年寄りと若者、双方が自由に使える場として提供しています。

情動療法につながる行為ができる若者たちと、高齢者を抱えたご家族に解放したらどのような交流が生まれるだろうかと考えて作ったのですが、近くのスターバックスの店長さんが、自分たちにも何かできることはないかと声をかけて来てくださるなど、自然と輪が広がっていっています。

医療が社会に果たせる役割とはこういうものではないかと思うのです。もちろん、臓器の疾患を抱えた患者さんがいればそれを治す、それは当然ですがこれからの社会に対する取り組みを考えたときには、やはり医療というものを力学的な視点から量子的な視点で捉え直し、臓器医療から情動医療へと、人々が自然に目線をうつしていけるようにしてあげることも我々の役目でしょう。

今から10年くらい前の話ですが、オックスフォード大学のオズボーン博士という方が「コンピュータ化が進むことによって将来なくなる職業」というものを選別し発表しました。

700くらいある職業を分析し、確率を割出しランキングにしたものを発表しているのですが、保険業や金融業はＡＩの進歩により一番に人の役割が消えていくでしょうといっています。医師はどうかというと一部、ＡＩにとって変わられるものがあるでしょうから、生き残る可能性は上から15番目くらいなのですが、一番最後まで残るとされているのがレクリエーショナルセラピストなのです。

これは日本語でいうと情動療法士で、たんに人を楽しませるレクリエーションをする人ではなく、歓喜的情動に働きかけ、情動をもう一度創生することができる職業につく人を指します。この分野はＡＩには不得意であり、医師や介護士、カウンセラーといった職業についている人の中でも、とくにレクリエーショナルセラピストとしての役割をになう職業は、長く残っていくでしょうといっているのです。

コロナの流行によって、リモートで行うオンライン診察はずいぶん進歩しました。今はまだ、ＡＩが診察を行う段階までは進んでいませんし、「やはり人に診てもらいたい」と思う人も多いでしょう。

しかし実際にはＡＩの方が優れた診察を行える可能性はあります。人の顔をしたＡＩがオンライン診察で患者の症状を聞き、的確に判断し処方する。「処方箋を送りますので、どこどこの薬局に行って書かれているお薬を購入し、処方箋通りに服用してください」といえば診察はできてしまいます。

そういう時代がいつか実現するかもしれないと考えたとき、医師にしかできない役割として情動を中心にこれからの医療を考えていくことは必要でしょう。そして、その中心的な患者になるのは認知症患者だと思うのです。

また、認知症患者に関わる人たちは、医師、介護士だけでなく芸術分野など幅広く広がっていくべきでしょう。さまざまな職種の人が関わることで、ＢＰＳＤの問題が解決できれば、認知症治療は大きく変わります。認知機能をなんとかしようということに固執せず、しっかり大脳辺縁系を見て情動をみる、これがこれからの医療のメインストリームになると私は考えています。

医学は三周遅れの科学

私がこういう話をすると「いやいやそれは医学ではないでしょう。介護の分野でやればいいのではないですか」といわれてしまうのですが、目に見えないものをないものとして扱い、エビデンスに固執するのは、科学の世界で医学だけではないでしょうか。この点において、私は医学はほかの科学分野から三周ほど遅れていると感じています。

先ほども書いた通り、ほかの分野では科学に量子が取り入れられています。電子レンジも携帯電話もみな実用化していますよね。目に見えないものもすべて科学であるという前提に立って研究や開発が進められているのです。

もちろん医学の世界にも量子を使ったものはあります。ＭＲＩは臓器を写すことで、直接見られないものを見えるようにしています。しかしそれは実際にあるものの見え方を変えているだけですから、量子的な考え方を導入しているわけではありません。あくまで見えるものを中心に量子を道具として利用しているにすぎないのです。

医学を限定的なものにせず、もっと広い領域に目を向け、情動も科学の一つであるという考え方に変わっていけば、医学の世界はぐっと進んでいくと思います。

漢方の効能も量子の考えに通じるところがあります。漢方は経絡の巡りをよくしたり、気の流れを整えたりすることで体調をよくします。しかし「気」は目に見えませんから科学の仲間には入れてもらえません。

漢方を扱う製薬会社は漢方薬の中のどの成分がどういう効き方をしているか、西洋薬のように物質としてデータをとるよりほかありません。服用によって体にいい波が来るのであれば、あえて観察せず波を波のままにしておくといった考え方では医学は納得してくれないのです。

エビデンスをとって、どのような効果があるのかを一生懸命説明しなければいけないのですが、本来、漢方薬とはそのようなものではありません。ではどう捉えるべきかといえば、ゲーテの色彩論のように解釈すると、漢方の効能は説明しやすいでしょう。

古典力学が中心の医学においては、ニュートンの光学のように一部を切り取り、目に見える部分に関して良し悪しが判断されます。しかしそれでは、抑肝散の原理原則が「母子同服」であることに説明がつきません。西洋薬は症状のある人が飲むものですから「母子同服」などありえない考え方で、許されることではありません。

しかし漢方でそれが許されるのは、感情というのは波のようなもので、確実に子どもに伝わるため、まずお母さんの気を整えてから子どもの気を整えましょうというセオリーに立っているからです。このように量子的に効果を捉えれば、説明が簡単につくのです。

漢方を量子的に捉えるというのは何も新しい考え方ではありません。漢方とは本来気を整えるものなのですから、そのまま説明すればいいだけのことでしょう。波を波のまま捉える点において、情動療法と漢方は非常に相性が良いといえますが、今の医学の考え方では論文にするのが非常に難しいと岩崎先生ともよく話をしています。

マイナスをプラスにする医療

ニュートン力学の枠に規定された医療は、マイナスのものをゼロにすることで十分だと考えられています。それゆえ苦悩的情動をなんとかすることにばかり目が向けられ、ゼロからプラスにする過程は医療から外れるとされてきました。しかし力学の枠内だけを医療の役割と限定してしまうことは、実は必要十分条件の半分しか満たしていないのです。

これからの医療はデライトフルなエモーションを創出することも医療の役割と捉え、直接的な関わりをになっていくべきでしょう。とくに認知症患者の治療においては、歓喜的情動に働きかけゼロのものをプラス5、プラス10と引き上げていく、そういうことを目的とした医療があってもいいのです。

「喜びを創出することも医療」という考え方に違和感を感じるようでしたら、免疫力や生きる力、生命エネルギーと捉えてみてください。喜びや悲しみは感情に対するレッテルにすぎません。しかし情動療法が生命力をゼロからプラスにする医療であると考えれば、臓器医療に対する見方と同様に、評価できるのではないでしょうか。

ホスピタルは「病院」と訳されますが語源はラテン語の「hospes」で、「もてなす人」という意味を持ちます。ホテルやホスピタリティも同じ語源で、「もてなすこと」が中心の考え方なら、そこに歓喜的情動があるのはしごく当然でしょう。

しかし「病院」といってしまうと「病人がいるところ」というイメージになってしまうので、臓器の疾患にばかり目がいくのです。臓器の問題が解決すればいいというのもそうでしょうが、たとえ解決しなくても歓喜的情動を作ってあげられれば、手の施しようがない末期の患者にも、医療が果たせる役割はあるのです。

その意味で、先に話した40代で末期がんだった女性患者に対しては、病院の役割は果たしましたが、ホスピタルの役割は果たせていなかったといえるでしょう。

平衡老化と二元病因説

人が行動をするときにはまず、何かをしたいという感情（情動）があります。これは大脳辺縁系に由来するものです。そして大脳新皮質に由来する知識（認知機能）や身体（道具）を使って目的を達成します。

歳をとることで認知機能や道具が劣化し、情動を満たせないとき、イライラするなどのＢＰＳＤが生じるので、やはり認知症の中核症状は情動で、認知機能は抹消症状と定義し直すべきでしょう。

認知症の定義は「物忘れがひどくなり社会生活に支障をきたす症状」なので、認知機能や道具の劣化に見合ったささやかな喜びで情動を満たすことができ、平衡老化が保たれていれば、それは認知症の定義から外れるわけです。またＢＰＳＤを発症している患者でも、歓喜的情動を満たしBPSDを抑えることができれば、「認知症は治療可能な疾患」と呼べるでしょう。

BPSDは認知機能の衰えだけでなく、道具の劣化や介護者の精神状態によっても引き起こされるので、関連する事柄を総合し、一元病因的にみて解決の糸口を見つけることが大切です。老年病も同様で臓器を個別に診て解決をはかるのではなく、上流の臓器を一元的に診る必要があると考えます。

このことから、一般医療と老年医療は区別して考えるべきでしょう。

老いは諸行無常

一般医療では臓器の疾患を治療することで、患者は苦しみから解放されます。医療技術が向上すればより多くの人が健康な肉体を維持できるでしょう。しかし老いは誰しも避けられません。認知機能や道具が劣化することは自然の摂理なのです。

ブッダの智慧に「一切皆苦」という言葉があります。老い・病気・死の苦しみを知ってしまった若き日のブッダは、この世の全ては苦しみであると実感してしまったのです。人生を「死に向かって生きるもの」と捉えればそこに救いはありません。またその苦しみから救ってくれる救済者もいないということをブッダは悟りました。

しかしです。正常な認知機能を持った人は、ものごとを観察し比較してしまうので、苦悩的情動を歓喜的情動に転じさせるのは難しいことですが、認知症患者は違います。大脳新皮質が衰えても大脳辺縁系は残っていますから、脳を心地よい刺激で満たせば、苦悩的情動の低下と歓喜的情動の上昇を同時に果たすことができます。

臓器別診療の考えを無理やりあてはめ、認知機能を回復させようとするのではなく、情動療法によって心地よい情動刺激を与え続ければ、歓喜的情動を引き出すことができるでしょう。これによりＢＰＳＤが消滅し、本人が本来持っている優しさや穏やかさを取り戻し、認知症の定義から外れること、これが情動療法の目的なのです。

認知症患者の臓器を治し、健康な肉体を追い求めることが間違っているといっているわけではありません。ＤＮＡをいじって、１分１秒でも長生きする、そういう研究も科学の上では役割があるでしょう。しかし、それは諸行無常の考えから大きく外れます。やはり、一般医療と老年医療は区別して考え、老年医療では臓器よりも情動を中心に据え、力学よりも量子的な考えで、喜びに溢れた状況を創出してあげることが重要なのです。

数学者で思想家の岡潔さんは春宵十話の中で、大切なのは情緒であるといっています。「人の中心は情緒だから、それを健全に育てなければ数学もわからないのだ」というのは、認知症の中核症状を情動とすべきであるという考えと同じでしょう。

思いやりの心や無慈悲を憎む心、他を先に己を後という考えや正義や羞恥のセンスというものは、美しい話や風景に接する事やそう思う気持ちの繰り返しで作られると岡潔さんはいいます。また情緒が整っていると、揺るぎない信念を持って行動にうつせるのだと。信念が揺るがなければ、途中で道に迷うこともないでしょう。

しかし人がお金や道具を中心に考えるようになってしまうと、間違った方向に進み、困ったことに直面したとき動揺してしまいます。これをそのまま科学にあてはめるのは強引であると感じる人もいるでしょうが、これまで科学が間違った方向に進んだ例はいくらでもあります。現在の科学のすべてを情動中心に変えることはできませんが、医療においては量子的なものを中心に据えた考えもあっていいでしょう。

量子的治療

私が回診に行くと、決まって窓辺で日向ぼっこをしている患者がいました。日差しを浴びると気持ちがいいのでしょう。自分で車イスを押して、日当たりがいい場所に座っているのです。認知機能はほとんどない患者でしたが、気持ちがいいということはわかるので、毎日そこで過ごしていました。

その様子をみて「これは量子治療である」と思いました。私たちが提供しているのではなく、患者が自ら行っているのです。光そのものには温度はありませんが、ものにぶつかると熱を発する性質がありますから、自分の体にあたる日光がポカポカとして体調にも良い影響があったのでしょう。また日光を浴びると心地よい疲労感も生まれるので夜によく眠れるという効果も期待できます。

この話を医学の領域に持っていくと、「認知症の患者には光療法がいいのですね」などといって、機械を用意し光線を浴びさせ、睡眠障害をコントロールしようという話になります。しかしそれが患者にとって気持ちいいかはまったく別の話です。

患者自身が選んだ場所で日向ぼっこをして、夜の睡眠がしっかり取れるのであれば、これは十分、量子治療なわけです。しかし私が「日光をたくさん浴びるのはすごい治療だ」などといっても、「いやいや、それが医療といえますか。それは介護の分野でやってください」といわれてしまいます。

もちろん介護の分野でも行っているでしょうが、量子治療的なものがどんな薬より効果を生むことがあるということは、医学がはっきりいうべきなのです。臓器別診療のみを行い、医学ではもうできることがないとなると、「あとは介護でやってください」では、いつまで経っても介護に日の光があたりません。実は介護というのはものすごいことをやっているのですということを医学的に説明する必要があるでしょう。

それを科学ではないといってしまうのは、自らの手で医学の領域を狭めているようなものです。ですからいつまで経っても医学は科学の分野で三周遅れのままなのです。

もっと広大な視点であらゆるものを科学として捉える視点があれば医学が果たせる役割はもっと広がっていきます。

今、情動治療はちょうどその狭間にあると思っています。佐々木先生や多くの先生方の協力を得て、ＤＥＩを数値化することなどにより、情動もデータをとり比較し研究する対象になるのだということを証明してきました。医学には「科学として認める領域」というものがありますが、情動療法はいま、その境界線に少しずつ滲み込んでいるところなのです。

第6章　家族介護と共生社会

認知症患者と共生する社会

本書の「はじめに」で、私は「今こそ、従来の認知症の定義を見直すときなのではないか」と提言しました。これが決して突飛な発想ではなく、老年医療を量子論的にとらえ、情動療法を中心に据えることで認知症の定義を見直すことが、いかに自然の摂理に合致しているか、ここまで読んでお分かりいただけたと思います。

人は誰しも、自分や自分の親の老化を認めたくはないでしょう。しかし認知機能の低下や臓器疾患の有無にかかわらず、喜びを持ち、情動の安定したデライトフルエイジングが実現できれば、老いを恐れる必要はないのです。

ですから、そろそろ認知症という疾患において、認知機能に固執するのはやめにしましょう。情動療法の基本は「喜びに満ちた環境を作ること」です。認知症患者が喜びを多く感じられるように、演劇・アート・音楽などを用いて感動する機会を繰り返しもうける。そうして歓喜的情動を表出しやすくすることで認知症患者の問題行動、BPSDを抑えることができます。

物忘れが多くなっても、穏やかな気持ちで窓辺に腰掛け、日向ぼっこをしながら「今日もいい一日だ」と本人が感じられるなら、介護する家族の精神的負担も低減できるでしょう。

2023年に「共生社会の実現を推進するための認知症基本法」、通称「認知症基本法」が成立しました。これは認知症に関する初めての法律で、認知症の人が尊厳を持ち、希望を抱いて生活を送れるようにするための法律です。

認知症の人とそうでない人が互いに支え合いながら共生していく環境が整えられることで、活力ある国づくりが実現できるとするこの法律。条文には「共生」という言葉が繰り返し出てきます。

共生のための鍵はというと、それはまさしく「情動」なのです。私の病院へ来る人の多くが認知機能の衰えではなくBPSDを理由に入院を余儀なくされるのですから、「共生」は情動を整え、問題行動を減らすことから始まります。

しかし家庭で認知症の家族を介護する際、BPSDさえ抑えられればすべてが解決するということにはなりません。認知機能が衰えれば日常動作に制限が出てくるので、介護の役割は一様ではなく、食事や排泄、入浴の介助、病院や散歩の付き添い、買い物や掃除など介護者の負担は多岐にわたります。

肉体的、精神的負担だけでなく経済的負担も発生しますが、いまの介護保険制度は家族介護への現金支給がありません。介護サービスを割引された価格で利用できる「現物支給」のみで、直接支給がないため、介護を「人任せ」にしなければ介護保険制度の恩恵が受けられない仕組みなのです。

そこで、本書の最後に介護保険制度の現状と問題点にふれ、これからのあるべき家族介護の形を考えていきたいと思います。

不足する介護人材

日本の高齢化率は世界一で、2022年時点で65歳以上の人口は総人口の約3割をしめています。総人口は減少の一途をたどっていますが、高齢者数は減らないので高齢化率は上がるいっぽう。私が生まれ育った秋田県は２０５０年に半数が65歳以上になると推計されています。

そうすると必然、必要とされる介護職員の数も右肩上がりになるわけで、２０１９年から２０２３年の４年間に必要数は22万人上昇しました。２０４０年にはトータルで２８０万人の介護職員が必要になるとされています。

それでは現在、介護職員の数は足りているのかというと、まったく足りていないのが実情です。医療機関や介護施設の約９割が「採用が困難である」と感じていて、人材紹介会社に頼っても順番待ちといわれてしまいます。

やっと順番が回ってきて介護者が紹介されても、まったく介護についての知識がない、いわば素人であることが多く、午前にきて午後にいなくなってしまうといったことも日常茶飯事。介護職人材の土壌は貧弱であるといわざるをえません。

そもそも介護職についている人の数が足りていないので、採用側は同業者との人材

【介護職員の必要数の増加】

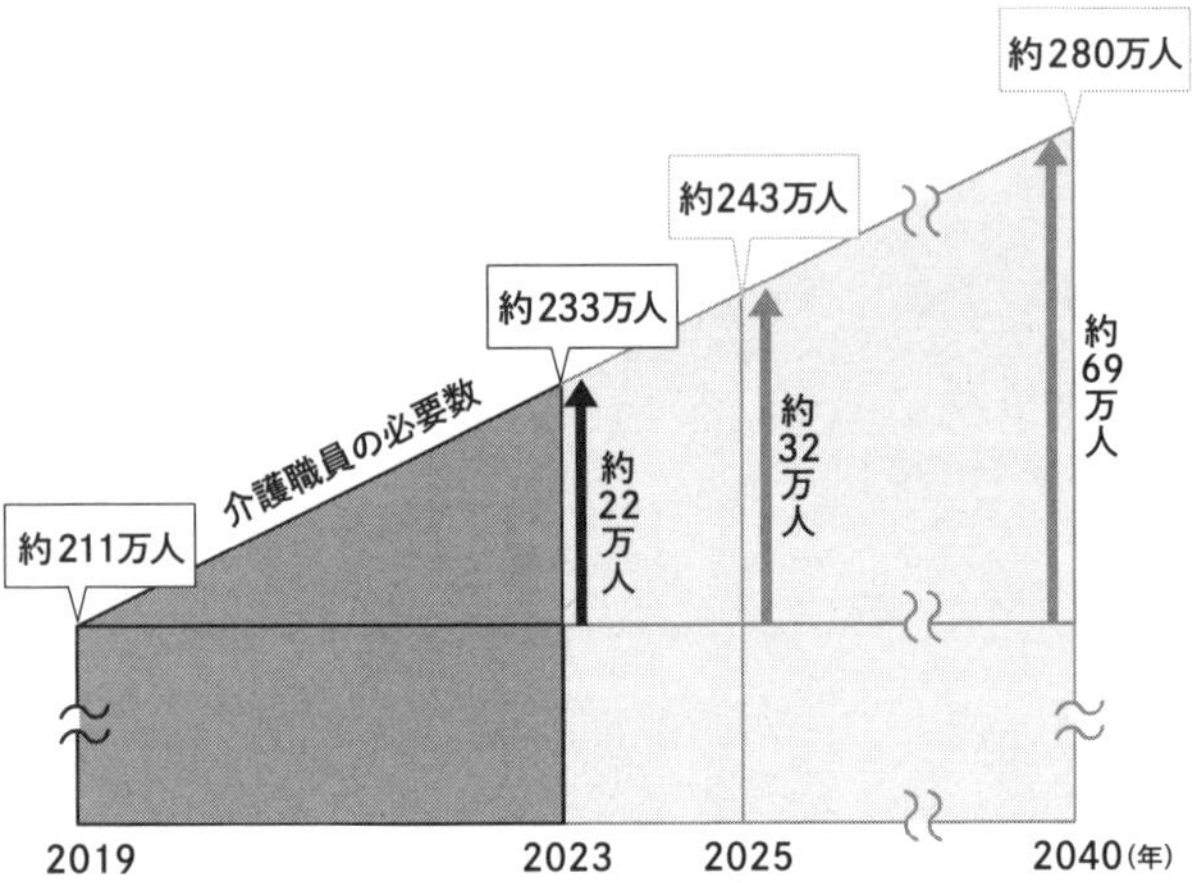

この図は、2021 年に厚生労働省が発表した「第８期介護保険事業計画に基づく介護職員の必要数について」の中の資料に基づいている。これによると、2040 年には、2023 年の介護職員数よりも 47 万人増加させなくてはならない。ただし、この図には盲点があり、2019 年の 211 万人がベースとしてそのまま維持されるように見えるが、実はこの部分が、今後も維持される保証はない。
厚労省は介護者の給与を徐々に引き上げてはいるが、介護報酬のさらなる上昇が困難な状態にあり、今後介護職の求人はますます難しくなっているのが実情である。
むしろ、介護離職ならぬ介護職離職が顕在化しており、残された介護者の負担が増加し、それがさらなる介護現場からの離職を促すという負の連鎖が生まれている。

の取り合いをしているわけですが、離職率も高いため現場は常に採用問題に頭を悩ませています。

介護者が仕事を辞めてしまう理由として聞こえてくるのは、収入が少ない、将来を見込めないといった声。人手が不足すればそのしわ寄せで現場は業務が厳しくなりますから、仕事内容の割に賃金が低い、体力的負担が大きい、休みが取りにくいなど、働いている人の不満や不安はつのるばかり。

一人、また一人と離職者が増えれば、残った人でなんとか現場を回していかなければならないので、さながらワンオペの様相。何もかもこなさなければならないので仕事はますますきつくなり、不満の声が高まりさらに離職者が増えるといった具合に、介護現場は負のスパイラルから抜け出せない状況です。

箱物体質の弊害

介護保険法が成立したのは１９９７年のこと。２０００年に施行されたのですでに

【日本の人口推移】

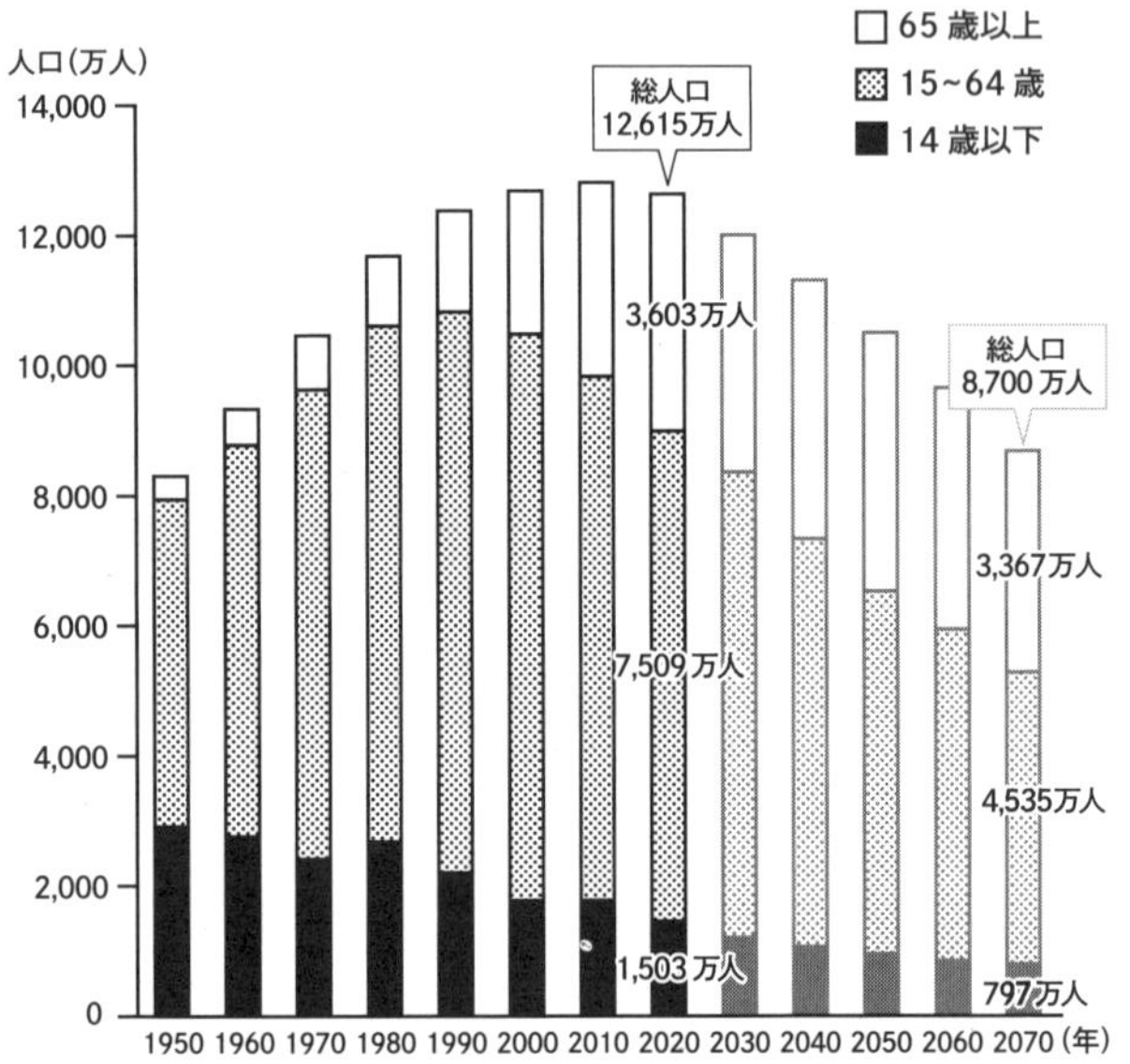

この図は、厚生労働省が同省のサイトで公表している「我が国の人口について」の中の「日本の人口の推移」に基づいている。これを見て驚くのは、1950 年には 65 歳以上の高齢者がごくわずかだったこと。それが、2020 年には人口全体の 28.6% に達し、2070 年には 38.7% に達すると予想される。

つまり、半世紀後の日本の総人口の約４割が高齢者となる。若年層に目を向けると、14 歳以下の人口が 2070 年には 1950 年の約 4 分の 1 に減少する。人口推移から国力の衰えは容易に予想できる。今後増大する介護負担の顕著化と、ますます結婚や出産を控える傾向による少子化が、将来の日本に相乗的な重圧をかけている。

四半世紀経っています。「高齢者の介護を社会全体で支え合う仕組み」として創設されたのですから、介護を受ける側だけでなく、する側も安心できる制度であるべきですが、職業介護の現場は常にお金はないし、人もいないしと、疲弊していくばかりです。

65歳以上の被保険者の数は、制度が施行された2000年には2165万人でしたが、2022年には3589万人と1.7倍に増加。それでは要介護認定者の数はというと、218万人から690万人と3.2倍になっています。なぜこんなに要介護者数が増加しているかというと、実はからくりがあるのです。

介護保険制度が施行された当初は、施設をたくさん作ることが大きな目的として掲げられました。十分な数の施設があれば、入所が困難であるといった問題も解決しますし、さまざまなサービスが提供されれば利用者は自分にあった場所を自由に選べる。そうすれば介護問題が好転すると考えられたのです。

そうして雨後の筍のようにどんどん作られた介護施設。私の知人で青森県で介護施設を経営している医師がいますが、あそこにデイケアセンター、ここにもデイケアセンターと目抜通りのようにいくつもの施設が乱立している通りがあるといいます。

施設を作るためには利用希望者数をデータの上で増やさなければいけませんから、条件を満たすために要介護認定者数を膨らませたという背景があると思わざるを得ません。なぜなら青森県の人口は１９８３年をピークに減少傾向が続いており、施設はあっても利用者がいないという状況が起きているからです。

数字の上では要介護認定者数が３・２倍に増えているので、この需要を満たさなければという話になり、厚生労働省がいま取り組んでいるのが「地域包括ケアシステム」です。これは、高齢者が要介護状態になっても住み慣れた場所で生活を送れるように、自宅からおおむね30分以内の場所で必要なケアや医療を受けられるようにするための仕組み。

生活支援やボランティアは自治体が運営する老人クラブでやりましょう、医療は診療所を設けて、みんながかかりつけ医を持てるようにしましょう、ケアマネージャーは通所や入所を適切にプランニングできるようにしましょうといって、地域が一体となり支援体制を構築する仕組みです。

しかし、ここには一番大切なものが抜けています。そう、「家族介護」が入っていないのです。

「介護の社会化」と「ヨメ問題」

なぜ家族介護が介護保険制度の枠組みから切り捨てられているのかを説明するためには、制度創設時に遡らなくてはなりません。

介護保険法の立案は１９９３年、細川内閣のときです。何度かの政権交代を経て、官僚、政治家、利害団体との合意形成や国会での検討が重ねられるなかで、「在宅ケアの推進」についても話し合われました。

「在宅ケアにおいて家族が果たす役割は大きく、実際に両親や配偶者を愛情を持って懸命に介護しているケースが数多くみられる。こうした家族による介護は適切に評価されるべきである」とし、外部サービスを利用しているケースとの公平性の観点や、介護に伴う支出の増加といった面から、家族介護に対し一定の現金支給がなされるべきであるとされていました。

また介護保険制度のもとで国民に負担を求めている以上、現物支給を受けられないケースにおいては、保険料負担の見返りとして現金支給を行うべきであるという意見も出ていたのです。

当時は介護施設の創設が十分でなかったため、サービスを受けたくても近くに適切な施設がないといった地域がありました。また介護は家族が行うのが当然であるという考え方が根強い地域もあり、家族介護が余儀なくされる場合、サービスを利用するのと同等に評価されるべきとし、現金支給が行われる方向で話がまとまりつつありました。

しかし、これがある検討委員会である女性委員の声により覆ってしまったのです。当時、介護といえば女性がするもの、とくに「おヨメさんの役割」とみられていました。現金支給により家族介護が固定化すれば、女性が家庭に縛り付けられてしまう、女性の社会進出が阻まれてしまうというのです。女性の権利を女性が主張するのですから、この意見は政府も無視できません。

現金支給は「孝行なヨメに報いるもの」か、はたまた「ヨメを介護に縛り付けるもの」か。こんな論調で世論が割れるなか、反対派の意見はほかにもありました。「家族介護の最大の役割は高齢者を精神的に支えることで、家族関係が良好であることが前提になる。家族が介護に疲れ果て、高齢者が精神的な負担を感じるようでは家族介護の維持は困難である」というのです。

それゆえ、国民が求めているのはサービスの拡充であり、現金支給によって財源が不足し、十分なサービス拡充が図れないのでは意味がないと結論付けられました。そして、介護保険制度の導入意図は「高齢者の介護を社会全体で支え合う仕組み」を作ることですから、サービスの拡充を最優先にし、施設の整備を介護保険法の本質と位置付け、家族介護への現金支給は見送られることになったのです。

切り捨てられたままの家族介護

介護保険制度がスタートして以来、２００５年までは5年に一度、以降はおよそ3

年に一度、見直しが行われてきましたが、家族介護への現金支給に関しては進展がありません。いまだに家族介護は「無償労働」が当たり前とされています。

制度により介護サービスは利用しやすくなりましたが、頻繁に、かつ長期的に利用するとなると経済的な負担になるため、その支出がまかなえない中・低所得者層はやむなく仕事をやめ、介護に専念せざるを得ないといった現状があります。

つまり、介護保険制度によって負担が軽減されるどころか、更なる貧困に追いやられている家庭もあるのです。

介護職員の不足により公のサービスは手が回りきっておらず、また介護だけでなく家事援助を必要としているケースもあるため、手当が必要であるという声は多いのですが、それでも政府は現金支給に消極的です。

その理由は

・現金支給は家族介護の固定化に繋がり「介護の社会化」という制度の理念から外れる

・介護離職ゼロ、女性の活躍推進の方針に反する
・現金支給により介護サービス拡充にあてる財源が不足すると、「介護と仕事の両立」が阻害される
・不正受給の恐れもある

といったもの。

どの理由ももっともらしく聞こえますが、サービスの拡充といって施設の整備ばかりを推し進めた結果、青森の田舎に利用者のいないサービスが乱立するのでは意味がありません。いまこそ、介護保険制度を見直し、家族介護を評価し直すべきときでしょう。

ドイツでは在宅介護を優先支援

ここで、日本より5年早く介護保険制度をスタートさせたドイツの例を紹介します。

ドイツでは在宅介護を優先的に支援しており、介護サービスを利用できる「現物支給」だけでなく、介護手当という形で「現金支給」が行われているのです。

現金支給は要介護者本人に支払われ、使徒は本人が自由に決定することができます。家族介護への感謝の現れとして家族に渡すこともできますし、専門の介護士を雇うことも可能です。

上限額は現物支給と比べると低く、介護を「労働」と捉えた場合の対価としては著しく少ないといわざるを得ませんが、その分、社会保険（労災・年金・失業）を適用し、家族介護を賃労働の一種と位置付けています。

このように家族介護者の地位向上につながる措置が講じられているドイツでは「現金支給が家族を家庭に縛り付けることになる」というような声は上がっていません。「家族介護は無償労働」とする日本とは、介護に対する考えが根本的に違うのです。

このような違いが生まれる背景には「家族」という概念の文化的な違いもあるでしょう。日本では何歳になっても家族は家族。子どもが親の面倒を見るのは当たり前という考えがあります。

しかし「個」が尊重されるドイツでは、成人すればそれぞれが独立した個人です。要介護者が家族であれ他人であれ、独立した個人が介護するのですから、そこに対価が支払われるのは当たり前と考えます。

「日本は家族の繋がりを大切にする国民性」といえば聞こえはいいですが、介護というのは大変なもので、家庭で介護を行っている場合は、大変な役割をになっているのですから、そこにきちんと対価が支払われてしかるべきでしょう。

２００８年に老人長期療養保険制度をスタートさせた韓国も家族介護に現金支給を行っています。介護人材の不足を心配した韓国は、日本より高い自己負担割合を設定することにより財源を確保し、家族介護に現金支給を行うことで介護人材の供給不足を解決しようとしたのです。

支給額は低く、家族介護を労働とみなすには程遠い現状ですが、療養施設が不足する地域では要介護者を抱える家族の助けになっており、支給水準は今後、見直されていくものと考えられます。

直接給付が生み出す経済効果

家族への直接給付を導入する場合、どれくらいのお金が必要になるのか、その財源はどうするのかという問題が上がりますが、現状をしっかり観察すればいらないサービスというものがあります。

直接給付で、家族が介護に専念できるようになると、デイケアセンターを利用しなくてよくなる家庭もあるでしょう。そうやって一つずつ見直していけば不要なサービスが縮小され、雨後の筍のように作られた施設も整理されていきます。これによっておおよそ3兆円程度が削れるのではないかという試算があります。

家族への直接給付が開始されると必要になるのは6兆円程度と見られており、それでは差額の3兆円はどこから持ってくるのかという話になります。ここで政府は、「保険料を1・7倍くらい引き上げないと3兆円を捻出できないが、国民の負担をこれ以上増やすことはできないので、直接給付は無理である」という結論に達します。

しかし、これは大きなミスリードだと私は思います。直接給付されたお金はどう使おうと家族の自由ですから、年老いたご両親を旅行に連れて行ってあげてもいいでしょう。温泉に行ったり、レストランに行ったり、そうやって高齢のご両親を楽しませてあげる、これが介護の本質のはずです。

つまり、この6兆円は経済の活性化につながるお金なのです。家庭に支給すればそれは「使われるお金」ですから経済効果をうむお金。それならばすべてを介護保険料で賄わなければいけないということはないのです。

そこに目を向けず、介護保険料を1・7倍にしなければ財源がないので、直接給付はできませんというのは、あまりにも観念的な考え方です。

また、介護保険制度がスタートした20世紀の終わりと今とでは女性を取り巻く環境も大きく変わってきています。「介護とヨメ論争」などいまの若い人たちが聞いたら首を傾げるかもしれません。家族介護が進めば女性を家庭に縛り付けることになる、女性の社会進出が阻まれるといった考え方も見直し、男女ともに介護をになうようになっていけばいいだけの話しです。

家族介護に光を

どんな制度にも穴はあり、その穴をついて儲ける人はいるものですが、この先、日本の高齢者医療や介護が逼迫していくかもしれないことを考えると、悠長なことはいっていられません。お金は必要な人に適切に渡るようにしなければいけないのです。

医療・介護の現場では常に人材が不足しており、確保に苦労していますから人材紹介会社に頼らざるを得ません。紹介を受ければ、採用者の給料の1ケ月分、2ケ月分といった手数料を人材会社に支払うことになります。こういう支出も、いってみれば施設が受け取っている介護保険の給付から出ているようなもの。介護と直接関係のない人材会社が潤ってしまっていますが、現状ではどうにもなりません。

人材会社に支払うお金が各施設の財政を圧迫すれば、現場は常に金欠状態。介護者の待遇改善が進まず、離職者が出て、また人材会社に人を紹介してもらうと、完全な悪循環といえるでしょう。

世界的に見れば日本は介護保険制度がある珍しい国で、多くの国にとって手本のように思われていますが、蓋を開ければ、介護施設の建設費や人材紹介会社などにどんどんお金が流れていっています。これを一度しっかり見直し、制度疲労を起こしている部分を正さなければなりません。

イギリスではおよそ8人に1人が家族の介護を行っているといいます。介護保険制度がない中で、厳しい家計をやりくりしているうちに病気になる人も多く、介護する側の健康被害が深刻化しています。介護保険制度を導入した場合、国が負担する額は日本円でおよそ20兆円と試算されており、これを国民が無償で甲斐甲斐しく行っている状態です。

この現状をイギリス人作家、リチャード・ベイツ氏は著書「WHO CARES?」のなかで、「多くの人が毎日、思いやりの責任を負っている」と表現しています。「WHO CARES?」は本書を出すきっかけとなった本でもあるので、「おわりに」で改めて触れますが、氏曰く、イギリスでは愛する人を介護している十人中八人が孤独や社会的孤立を感じているそうです。

いよいよ国が真剣に対策に乗り出さなければとなったとき、イギリス政府が学ぶべき国として名前をあげたのが日本とドイツでした。名指しで「お手本にすべき」といわれればうれしくもなりますが、本当に日本の介護の状況がイギリスより優れているといえるでしょうか。

確かに介護保険制度のないイギリスのほうが、生活に困窮している人の数は多いでしょう。しかし、家族で介護することで、一緒に過ごした時間がかけがえのないものになっているという声も聞こえてくるのです。

さらに、家族の介護を通して得た知識や技術を活かし、ケアギバーとして社会復帰する人も多くいます。介護離職が必ずしも人生のマイナスになるわけではなく、セカンドキャリアに繋がっている人がたくさんいるのです。

日本では2040年に280万人の職業介護者が必要になるという推計を先ほど紹介しましたが、家族介護が増えていけば、ここまで必要数は膨らまないでしょう。サービスを利用する人と職業介護者の数が適正に保たれれば、施設も人手やお金の不足に悩むことがなくなります。介護職員の待遇、労働環境、賃金が改善されれば担い手も増えるはずです。

そして家族介護を終えた人が、経験と知識を持って職業介護者として社会に戻れば、介護の質も上がっていくでしょう。本当の意味での「プロの介護者」を増やすことは介護職の地位向上にも繋がります。

いまこそ家族介護を評価し直すタイミングだと私は思います。「家族介護は家族の社会進出を阻むから、直接給付はなし」という短絡的な考えで、よくよく現実を見もしないで制度が独り歩きしてしまっている現状を立て直すべきです。

私は家族が介護すべきといっているのではありません。家族介護を望む人が損をする制度のあり方が問題であると感じているのです。介護をしたい家族、介護が可能な家族が適正に評価され、評価に見合った支給を受けられるよう制度を見直していくべきなのです。そして、要介護者とその家族が現物支給と現金支給を自由に選択できるようになれば、介護の幅は確実に広がっていきます。

情動療法と家族介護

私は情動療法に取り組むことで、喜びに満ちたデライトフルエイジングを実現することこそがこれからの高齢者医療のあるべき姿だと話しました。これが施設や医療機関ではなく家庭でできるのであれば、それは大変素晴らしいことです。

家族を介護する場合、その方法についてある程度勉強が必要になりますが、ドイツの介護保険法には、家族介護者への積極的な支援の一つとして介護講習が組み込まれています。講習は要介護者の近親者や介護に興味がある人に無料で提供されており、身体介護の基礎が学べるほか、認知症に特化した講習も用意されています。受講形式も教室で集団で行うもの、オンラインで行うもの、自宅で個別に受けられるものなどがあり、介護者は介護のスキルアップが図れるのです。

日本の介護保険制度が現金支給と介護講習を取り入れたら、これからの介護問題は大きく変わっていくでしょう。繰り返しになりますが情動療法の基本は「喜びに満ちた環境を作ること」です。家庭で情動療法を取り入れた介護をするということは、家族が家族のために、喜びに満ちた毎日を作ることにほかならないのです。

高齢者一人がグループホームに入所すると、要介護度により国はその施設に30万円以上を給付することになります。これが、自宅でニコニコとしながら過ごしているならお金はかからないわけです。この例えはかなり極端ですが、しかし高齢者が自宅で家族と穏やかに生活できるなら、その介護者には対価として相応の現金支給があってしかるべきです。高齢者にも家族にもその選択肢があるべきなのです。そしてこれこそが、認知症基本法が定める「共生社会」の実現への道だと私は思います。

老いは諸行無常ですが、老化に伴う臓器疾患の一つひとつに目を向け、すべてを治そうとしなくても、デライトフルエイジングは実現できます。感動や喜びといった「いい波」がきたらあえて観察せず、あるがままに受け止める。そんなふうに情動に働きかけることは、やろうと思えば誰にだってできるのです。

そしてこれは介護を受ける側にもあてはまります。苦悶の表情で最期のときを迎えた40代の末期がん患者も、認知症ゆえに病気を自覚しないまま亡くなられた末期がん患者も、歓喜的情動が満たされた状態で残りわずかな日々を過ごすことができていたなら、家族にとっても死や老いは悲観するものではなかったでしょう。

そろそろ医療こそ量子論的考えを率先して取り入れ、人の尊厳に大きく関わる「情動」を老年医療の中心に据えるべきときなのです。そして医療が家族と手を取り、情動療法を「幸福な老い」に結びつけていくためには、家族介護のあり方を見直し、社会全体が変わっていくべきなのです。

おわりに

今年、山形厚生病院は25周年、仙台富沢病院は20周年を迎えました。節目の年に自分の人生を振り返り、情動療法と老年医療のこれからに関する本を出版できることを大変うれしく思っています。

私の人生にはいくつものセレンディピティがあったとお話ししましたが、この本もまさにその一つなのです。きっかけはX(旧Twitter)でした。SNSには不慣れですが、情動療法について少しでも多くの人に知ってもらいたいと、英語で投稿をしていたところ、イギリス人作家のリチャード・ベイツ氏からメッセージがきたのです。

彼は情動療法の考えに興味を示し、深く賛同してくれました。コーヒーの香りが情動にどう作用するかといった話はイギリス人の彼にも共感できる部分が大きかったようです。そのときふと感じたのは、「情動」というものは、やはり人間の基本であり、洋の東西を問わず「共通言語」のように位置付けることができるのではないかという

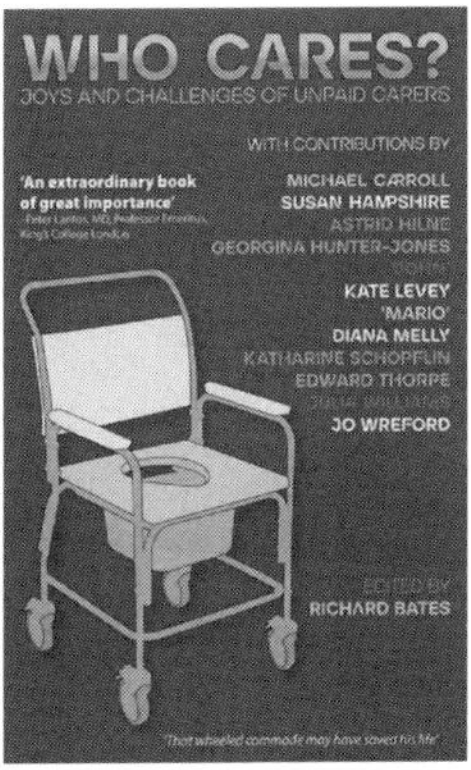

『WHO CARES?』（リチャード・ベイツ著）

ことです。

そして彼は自身の著書で、イギリスの家族介護の実態についてまとめた「WHO CARES?」を送ってくれました。イギリスでは500万人、実に労働者の7人に1人が仕事と介護を両立させているそうです。そして毎日600人が、身内の介護のために仕事を辞めているのだとか。また介護者の72%が、介護のストレスなどにより精神的疾患を患ったことがあるそうです。

しかしイギリスには介護保険制度がありません。すべてが自己負担であり、家族は「無償労働」としての介護を当然のように背負わされているのです。介護保険制度のある日本のほうが幾分、状況はましですが、家族介護がもっと適正に評価されるべきという点で意気投合しました。

そして、日本の家族介護のあり方や介護保険制度について見直していくべきタイミングなのではないかと考えていたとき、情動療法の取り組みでお世話になっている日本パーソナルソング・メソッドの津森両氏から晴山書店の晴山陽一氏をご紹介いただき、こうして本を出版する運びとなりました。

イギリスでは、無償労働としての家族介護が当たり前となっている現状に国民から不満の声はあがらないのかとベイツ氏に聞くと、「多くの人が、親の介護をするのは当然だと考えてる」という答えが返ってきました。

日本でも昭和の時代まではそういった考え方が強く残っていました。しかし、核家族化が進み「個」という考え方が広まるにつれ、親の介護をすることに「損をしている」と感じ始める人も出てきたように思います。

介護には時間もお金もかかります。自分の人生の一部が奪われているように感じながらも、ほかの選択肢がないからと介護をせざるを得ない人もいるでしょう。なかなか景気が上向かない今の日本で、親の介護を生活の足枷のように感じる人がいるのも致し方ないことなのかもしれません。

「親を敬う」という考え方はいったいどこからきたものなのかを探ってみると、実はこれ、「モーセの十戒」にすでに書かれているのです。

十戒には「主が唯一の神である」や「偶像を崇拝してはならない」といったことが記されていますが、五番目に「父母を敬え」とあります。神が人々に与えた決まりごとにしては、ずいぶん当たり前のことをいっているなぁとも感じますが、私なりの解釈はこうです。

「命」は与えられるものですが、「神に感謝しましょう」といっても神は目に見えません。いるのかいないのかよくわからない神に、いきなり手を合わせなさいといわれても、ピンとこない人もいるでしょう。そこで父母というのは命を考えるうえで一番身近な存在なわけです。人はみな父母を通して命を授かるわけですから、父母を敬うことで、具体的に命に対して敬虔な気持ちになることができ、目に見えない神にも自然と手を合わせることができるようになる。つまり父母を敬うということは命に対する感謝そのものであるということを知らしめるために、十戒に「父母を敬え」と盛り込まれているのではないでしょうか。

東洋ではどうかというと、お釈迦さまの教えに「父母恩重経」というものがあります。これはひたすら親の恩に報いなさいとする偽経で、報恩の実践を勧めるものです。西洋でも東洋でも同じようなことが古くからいわれていることを考えると、「親を敬う」ということは生命の連続性を考えるうえで、一番手っ取り早いのではないかと感じます。

離れて暮らしていたり、仕事が忙しかったりと、それぞれに事情があり、誰もが毎日甲斐甲斐しく介護ができるわけではありません。しかし親を敬い、気にかけ、可能な限り接点を持つことは、結果として、自分自身の生活をデライトフルなものにしてくれるでしょう。

デライトフルエイジングは何も年老いた親だけのものではないのです。介護が介護者の生活もデライトフルにしてくれるなら、それが一番の理想であり、家族介護への直接給付や情動療法が、そのハードルを下げることにつながるなら、やはり、積極的に取り入れていくべきです。

介護者がデライトフルな気持ちで毎日を送ることができ、認知症患者のBPSDを下げることができれば、そこにいるのはただの物忘れの多いおじいさんとおばあさんなのです。

ちなみに先日、佐々木先生にお会いしたときにも、モーセの十戒の話をしました。旧約聖書の出エジプト記に、「金の子牛事件」というものがあります。モーセが十戒を受けるため山に行っているあいだに、人々は偶像崇拝が禁止されているにも関わらず、金で子牛の偶像を作り、わっしょいわっしょいとお祭り騒ぎを繰り広げるのです。それを見たモーセが怒り狂い、山から持ち帰った石板を叩きつけるという話ですが、いまの医学はまさに「金の子牛」を作っているようなものではないかと二人で話しました。

自然の摂理には目もくれず、我が道を行くとばかりに突き進む医療。一見、素晴らしいことをやっているように見えるでしょうが、臓器医療、一辺倒ではどこかで限界がくるでしょう。

本書のなかで触れましたが、認知症患者というのは、大脳新皮質の機能が極めて低下した状態ですが、大脳辺縁系は残っているので、いわば、感情をつかさどる機能がむき出しの状態。非常に敏感に繊細に物事を感じとる、いわば「情動の達人」なのです。認知症患者の情動にどう働きかければ歓喜的情動が創出されるのか、それを観察することで我々は「情動の真理」に近づけるのではないかと佐々木先生はおっしゃいます。

ですから本書で述べていることは認知症患者に限った話ではなく、すべての人にとってデライトフルなエモーションを持って生きるヒントになると私は信じています。

最後になりますが、ともに病院を作ってきた廣澤繁一氏に格別の感謝を述べたいと思います。出会ったときに西仙台病院の事務局長をされていたので本書のなかでは「廣澤局長」と紹介しましたが、病院を立ち上げてからは会長職をになっていただきました。

2年前にご逝去されましたが、亡くなる三日ほど前、ご子息の敬一氏より電話をいただき、しばし言葉を交わすことができました。廣澤氏は最後までダンディーな方で、長い闘病生活をつゆほども感じさせず、私が病室を訪ねるとかくしゃくとしたご様子で、「私がもう少し元気だったら、藤井先生にあと10個くらい病院をプレゼントしたかったんだけど」とお話しになりました。そして、ニヤッと笑って「先生、得したろ」というのです。

おっしゃる通り、廣澤氏のおかげで得ばかりの人生を歩ませていただきました。理想とする病院を二つも立ち上げられたこと、千葉先生とともに働けたこと、佐々木先生と出会えたこと、数え上げればキリがありません。

山形厚生病院を立ち上げる際には、廣澤氏をしたう20代の若手スタッフが何人も、古巣の西仙台病院からついてきてくれました。大手の医療グループから、新規の病院にうつるというのは、それなりにリスクを伴うことですが、迷うことなくついてきてくださったスタッフが何人もいたことは、まさに廣澤氏のご人徳です。いまではそのスタッフたちが私の病院で要職について、腕をふるってくれています。廣澤氏と出会えたからこそ、いまの自分があると心から感謝しています。

平成19年からは東北大学荒井啓行名誉教授のご推薦をいただきまして学生教育のために東北大学医学部臨床教授を拝命し、また今年度からは東北大学瀧靖之教授のご推挙を頂戴して東北大学加齢医学研究所非常勤講師・客員教授を務めさせていただいております。医学部の5年生が毎年私の病院にきて実習を行うのですが、医師の卵たちが認知症患者に触れ、さまざまな学びを得る様子を大変うれしく思っています。

ひたすらに勉強し、医学の知識を詰め込み、臓器医療において腕をあげていく、それも大切なことですが、私の病院ではそういったものとは違った「穏やかな学び」というものを学生たちが感じてくれているように思うのです。

5年生といえば国家試験を一年後に控え、医師になるほんの少し手前のタイミング

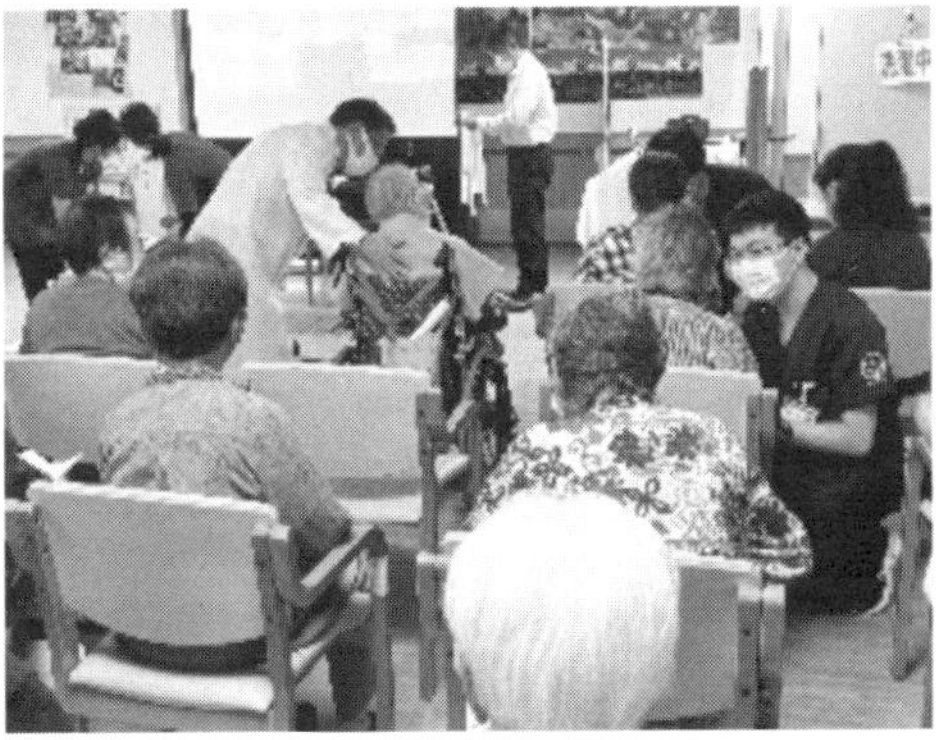
仙台富沢病院にて医学部５年生との実習。身柱をさすする著者とアロマ療法をする医学生。

ですが、そういった時期に改めて医師になる理由を考えたり、患者と接することを通して医療について考えたりすることは大切なことです。学生教育のなかで認知症を学ぶことの大切さについては、佐々木先生と論文も書きました。

この先、高齢者の数は増え、介護の重要性もどんどん増していきます。この本が、家族介護をされている方にとって、職業介護者の方にとって、介護を受けている方にとって、そしていつか老いるすべての方にとって、デライトフルな毎日を送るためのヒントになれば、これほどうれしいことはありません。

謝辞

これまでたくさんの良い「縁」を結んでくださり、ここに導いてくださいましたすべての皆様に感謝申し上げます。

そしてこの本を、幼いころから慈しみ育てていただいた父と母、いつも励ましてくれた兄、これまで支えてくれた妻にささげます。

二〇二四年九月吉日　藤井 昌彦

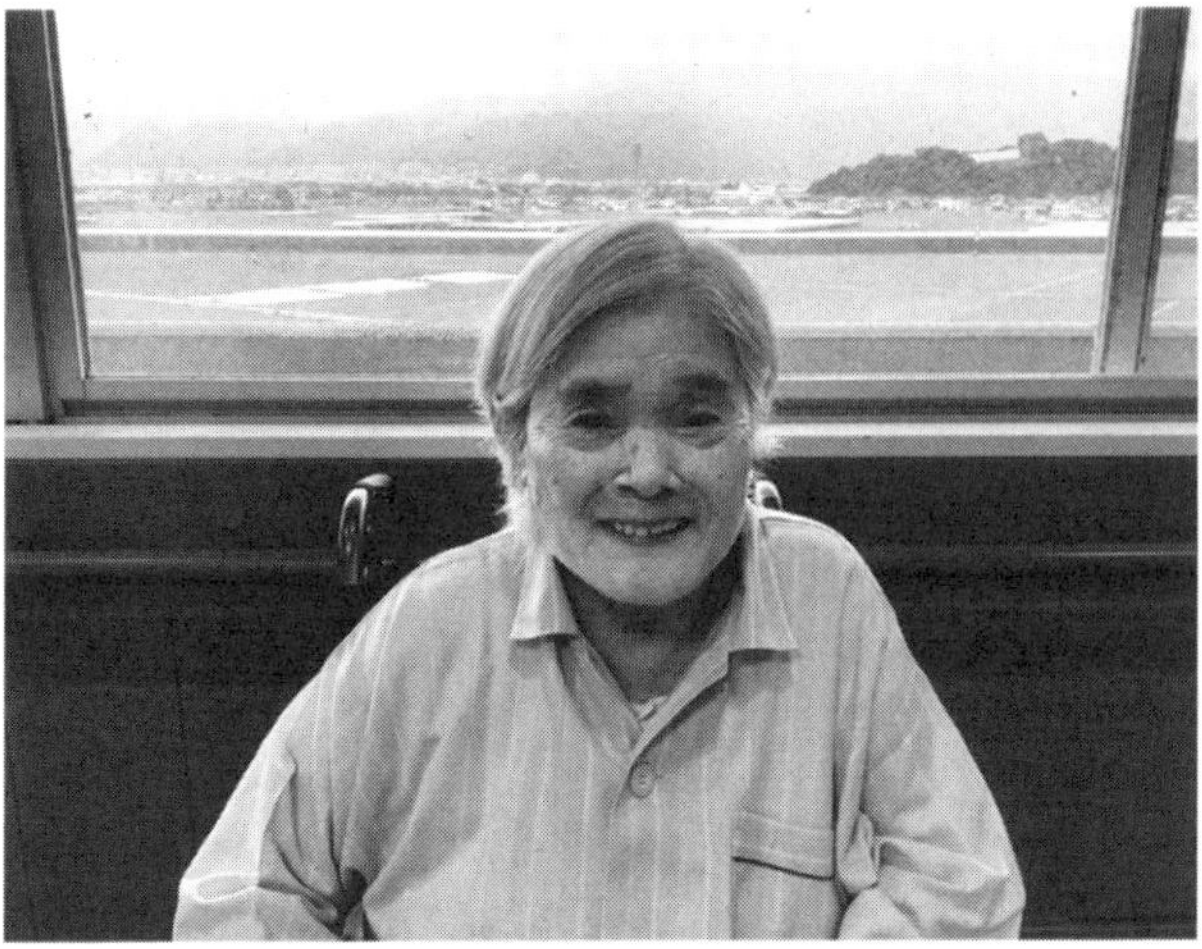

山形厚生病院の患者さん。様々なプログラムのリハビリテーションを行っているときは、いつもにこやかで笑い上戸。何事にも興味を持って取り組んでいる。同室の方々と仲が良く、４人で歌をうたったり談話していたりする。いつも会話にはご家族の話が出てくる。ご家族も時間の許す限り面会に来られ、お互いに家族思い。豊かな自然に恵まれた病院で、喜びにいたる情動療法を受けながら、幸せに暮らしておられる。この穏やかで満ち足りた表情がすべてを語っている。認知機能や身体の状況にとらわれず、豊かな人間関係のなかで笑顔と感謝の気持ちに包まれ、ただひたすらに歓喜的情動の創生をもたらすデライトフルエイジングの姿がそこにあるといえよう。

山形厚生病院
ホームページ
http://tmw.or.jp/

仙台富沢病院
ホームページ
http://emg.or.jp/

参考文献

【英文論文】 40件

1. Fujii, M., Sato, T.N., Ohrui, T., Sato, T., Sasaki, H. Interanal stool bag for the bedridden elderly with pressure ulcer. Geriatr Gerontol Int 4:120-122（2004）
2. Hirazakura, A., Nagaoka, M., Fujii, M., Sasaki, H., et al. Educational therapy for patients with dementia. Geriatr Gerontol Int 6:147-148（2006）
3. Fujii, M., Hatakeyama, R., Hatakeyama, A., Yamamoto, T., Sasaki, R., Moriya, M., Kanno, M., Sasaki, H. Lavender aroma therapy for behavioral and psychological symptoms in dementia patients. Geriatr Gerontol Int 8:136-138（2008）
4. Hirazakura, A., Hatakeyama, R., Fujii, M., Sasaki, H., et al. Emotional therapy for patients with dementia. Geriatr Gerontol Int 8:303-306（2008）
5. Fujii, M., Sasaki, H. Stimulations but not neuroleptics. Geriatr Gerontol Int 9:217-219（2009）
6. Fukuoka, Y., Kudo, H., Fujii, M., Sasaki, H., et al. Four-finger grip bag with tea to prevent smell of contracured hand and axilla in bedridden patients. Geriatr Gerontol Int 9:97-99（2009）
7. Kudoh, H., Hatakeyama, A., Fujii, M., Sasaki, H., et al. Foot care using green tea paste for behavioral and psychological symptoms in dementia patients. Geriatr Gerontol Int 9: 399-401（2009）

8. Fujii, M., Sasaki, H., et al. Holding but not restriction. Geriatr Gerontol Int 10:264-266（2010）
9. Kosaka, Y., Fujii, M., Ishizuka, S., Azumi, M., Yamamoto, T., Sasaki, H. Dementia patients with cancer. Geriatr Gerontol Int 10: 269-271（2010）
10. Hatakeyama, R., Fukushima, K., Fukuoka, Y., Satoh, A., Kudoh, H., Fujii, M., Sasaki, H. Personal home-made digital versatile disk for patients with behavioral psychological symptoms of dementia. Geriatr Gerontol Int 10:272-274（2010）
11. Fujii, M., Ishizuka, S., Azumi, M., Sasaki, H. Hypothesis of behavioral and psychological symptoms of dementia. Psychogeriatrics 10:113-116（2010）
12. Kudoh, H. Satoh, K., Bohra, S., Yamamoto, T., Fujii, M., Sasaki, H. Holding but not restriction. Geriatr Grontrol Int 10:264-266（2010）
13. Butler, JP., Fujii, M., Sasaki, H. Balanced aging, or successful aging? Geriatr Gerontol Int 11:1-2（2011）
14. Fukuoka, Y., Sasaki, E., Akiyama, M, Fujii, M., Sasaki, H., et al. Development of portable shower-tub for bedridden patients. Geriatr Gerontol Int 11:236-238（2011）
15. Azumi, M., Ishizuka, S., Fujii, M., Sasaki, H. Antipsychotics and cognitive function. Psychogeriatrics 11: 79-82（2011）
16. Ishizuka, S., Azumi, M., Fujii, M., Sasaki, H. Non-medical care for geriatric patients. Geriatr Gerontol Int 12:2-4（2012）
17. Butler, JP., Fujii, M., Sasaki, H. New Lessons of Nurturing Life for Geriatric Patients. The Tohoku Journal of Experimental Medicine 227:203-210（2012）
18. Kosaka, Y., Nakagawa-Satoh, T, Fujii, M., Sasaki, H., et al.

Survival period after tube feeding in bedridden older patients. Geriatr Gerontol Int 12:317-321 (2012)
19. Satoh, A., Kudoh, H., Fujii, M., Sasaki, H., et al. Toe clearance rehabilitative slipper for fall risk in institutionalized older people. Geriatr Gerontol Int 12:361-363 (2012)
20. Matsuda, H., Konno, S., Fujii, M. et al. Coffee therapy for patients with behavioral and psychological symptoms of dementia. Geriatr Gerontol Int 12:568-570 (2012)
21. Takahashi, M., Shirai, S., Fujii, M., Sasaki, H., et al. Constipation and aspiration pneumonia. Geriatr Gerontrol Int 12:570-571 (2012)
22. Asamuma, K., Sumi, S., Fujii, M., Sasaki, H. Psychotropics for patients with dementia. Geriatr Gernotol Int 13:1-2 (2013)
23. Satoh, S., Fujii, M., Sasaki, H., et al. Rivastigmine patch and massage for Alzheimer's patients. Geriatr Gerontol Int 13:515-516 (2013)
24. Kaneko, Y., Fujii, M., Sasaki, H., et al. Efficacy of white noise therapy for dementia patients with schizophrenia. Geriatr Gerontol Int 13:808-810 (2013)
25. Fujii, M., Butler, JP., Sasaki, H. Emotional function in dementia patients. Psychogeriatrics.14:202-209 (2014)
26. Satoh, A., Fujii, M., Sasaki, H., et al. Diaper with cushion buttock. Geriatr Gerontol Int 14:233-235 (2014)
27. Fujii, M., Sasaki, H., et al. Mini-Emotional State Examination for dementia patients. Geriatr Gerontol Int 508-513 (2014)
28. Fujii, M., Sasaki, H. Anti-dementia drugs in a psychiatric hospital for dementia patients. Geriatr Gerontol Int 14: 515-517 (2014)
29. Fujii, M., Butler, JP., Sasaki, H. Core symptoms and

peripheral symptoms of dementia. Geriatr Gerontol Int 18:979-980（2014）
30. Fujii, M., Butler, JP., Sasaki, H. A Japanese fairy tale, Urashima Taro and dementia. Psychogeriatrics 15:279-280（2015）
31. Mariko, A., Fujii, M., Sasaki, H., et al. Touch on the acupoint of Shinchuu of Alzheimer's disease patients. Geriatr Gerontol Int 15:385-386（2015）
32. Maeda, Y., Kaneko, E., Fujii, M., Sasaki, H. Emotional Satisfaction Index for dementia patients. Geriatr Gerontol Int 16:530-532（2016）
33. Hasegawa, S., Tani, K., Butler, JP., Fujii, M., Sasaki, H. Backgrounds and/or triggers of hospitalized dementia with behavioral psychological symptoms. J Gerontol Geriatr Res 6: 408（2017）DOI: 10.4172/2167-7182.1000
34. Fujii, M., Butler, JP., Sasaski, H. Antipsychotics drug use and favorable natures of emotional function in patients with dementia. Psychogeriatrics 19:320-324（2019）
35. Fukushima, K., Aita, E., Butler, JP., Fujii, M., Sasaki, H. Emotional therapy using internet of things for behavioral and psychological symptoms of dementia. Geriatr Gerintol Int 20:502-503（2020）
36. Maeda, Y., Fukushima, K., Kyoutani, S., Butler, JP., Masahiko Fujii, M., Sasaki, H. Dramatic Performance by a Professional Actor for the Treatment of Patients with Behavioral and Psychological Symptoms of Dementia. Tohoku J. Exp. Med. 52, 263-267（2020）
37. Fujii, M., Butler, JP., Sasaki, H. Hypothesis of Quantum Emotional Therapy for Behavioral and Psychological

Symptoms of Dementia. J Alzheimers Neurodegener Dis 6: 039（2020）DOI: 10.24966/AND-9608/100039
38. Fujii, M., Butler, JP., Sasaki, H. Delightful aging for geriatric patients. J Alz Neurodegener Dis 9:061（2023）DOI: 10.24966/AND-9608/100061
39. Nogami, T., Iwasaki K., --Fujii, M., Sasaki, H., et al. Traditional Chinese medicine Jia Wei Gui Pi Tang improves behavioral and psychologic symptoms of dementia and favourable positive emotions in patients. Psychogeriatrics 23: 503-511（2023）
40. Fujii, M., Butler, JP., Sasaki, H. Factors associated with COVID-19 infection in patients with behavioral and psychological symptoms of dementia. Psychogeriatrics 24: 722-724（2024）

【和文論文】22 件

1. 藤井昌彦, 今充, 山中裕治, 森田隆幸, 佐々木睦男, 小野慶一：ラット遊離有茎皮下埋没脾臓を用いた内因性抗腫瘍活性誘導の試み. 日臨疫誌 , 9: 237-239（1986）
2. 藤井昌彦，今充，山中裕治，小田桐弘毅，森田隆幸，佐々木睦男，小野慶一：酸処理付加 adoptive immunotherapy の新しい試みー major histocompatibility complex class Ⅰの特異的除去を利用して．日臨免誌，9:495-50（1986）
3. 藤井昌彦，今充，山中裕治，森田隆幸，佐々木睦男，小野慶一：転移性肝がん抑制に関する実験的検討―脾内 BRM 投与による門脈血中内因性抗腫瘍効果誘導の試み. 診療と新薬, 24:1409-1414（1987）
4. 石塚聡，藤井昌彦，佐々木英忠：嚥下とカプサイシン.

Functional Food, 12:150-153（2010）
5. 佐々木英忠，藤井昌彦，石塚聡，安積雅子：現代版養生訓．日本老年医学会誌，47:511-516（2010）
6. 安積雅子，石塚聡，藤井昌彦，佐々木英忠：咳嗽の発生メカニズム．成人病と生活習慣病，40:1213-1217（2010）
7. 石塚聡，安積雅子，藤井昌彦，佐々木英忠：認知症の合併症ー肺炎．Cognition and Dementia，10:90-91（2011）
8. 藤井昌彦，松田宇泰，鞠子篤史，佐々木英忠：BPSDに対するアロマ・香り療法ー視覚，体性感覚などの感覚刺激による療法も含めてー．老年精神医学雑誌，22:27-31（2011）
9. 安積雅子，石塚聡，藤井昌彦，佐々木英忠：認知症における漢方･代替療法．Geriatric Medicine, 49:639-642（2011）
10. 藤井昌彦，佐々木英忠：新『養生訓』．医学の歩み，239:599-603（2011）
11. 藤井昌彦，佐々木英忠：BPSDとBPSC. Medical Practice, 29:866-867（2012）
12. 藤井昌彦，佐々木英忠：認知症は、治療可能な疾患か？ーBPSDの情動療法から見た考察．日本老年医学会雑，54:114-118（2017）
13. 藤井昌彦，佐々木英忠：歯磨きで認知症を防ぐ．日本抗加齢医学会雑誌，11:230-234（2015）
14. 前田有作，藤井昌彦，佐々木英忠：認知症患者の演劇情動療法．The Japanese Journal of Rehabilitation Medicine, 55:1012-1015（2018）
15. 藤井昌彦，佐々木英忠：演劇介護論による認知症介護。日本老年医学会誌，55:686-690
16. 藤井昌彦，佐々木英忠：認知症の理解と情動療法のすすめ―認知症非薬物療法の最前線～情動療法―．介護福祉，120:17-24（2020）

17. 藤井昌彦，佐々木英忠：認知症情動療法によるポリファーマシー対策．老年内科，1:183-192（2020）
18. 羽根田潔，佐藤四郎，恵美美紀，西塚朋子，音羽芳美，塩島幸江，高橋貞子，吉田真吾，藤井昌彦，佐々木英忠：認知症の行動・心理症状に対する笑いヨガの効果．日本認知症ケア学会誌，19:695-700（2021）
19. 前田有作，藤井昌彦，佐々木英忠：演劇情動療法による認知症患者リハビリテーション医療の効率化．老年内科，3:233-241（2021）
20. 藤井昌彦，佐々木英忠：認知症情動療法．Journal of Clinical Rehabilitation，30:1367-1369（2021）
21. 藤井昌彦，佐々木英忠：ポリファーマシー対策―BPSDに対する演劇情動療法の新展開．老年科，5:26-32（2022）
22. 藤井昌彦，佐々木英忠:演劇情動療法．老年科，6:370-376（2022）

【著書】 5件

1. 大野江美， 瀧澤朋恵，村上和代，藤井昌彦，佐々木英忠：認知症の非薬物治療外薗EBM各論アロマ療法．認知症学(下)ーその解明と治療の最新知見ー．日本臨床:131-135(2011)
2. 藤井昌彦，佐々木英忠：BPSDに対する非薬物療法．神経内科外来シリーズ③、もの忘れ外来．株式会社メヂカルビュー社： 44-52（2016）
3. 前田有作，藤井昌彦，佐々木英忠：認知症最前線　演劇情動療法のすすめ．特定非営利活動法人日本演劇情動療法協会:8-100（2016）
4. 石塚聡，藤井昌彦，佐々木英忠：改訂版高齢者の肺炎．医薬ジャーナル社:24-30（2017）

5. 藤井昌彦，前田有作，金田江里子，佐々木英忠：認知症情動療法. 一般社団法人日本認知症情動療法協会編集　芳林社: 2-179（2018）

【監修書籍】

1. 津森修二：聴くだけで記憶が鮮明に蘇るパーソナルソング. サンマーク出版社:18（2021）

編集協力：小林さやか
カバー画：木下むぎ（扉も）
カバーデザイン・図版作成：山本留美
表紙デザイン：晴山陽一
編集・制作：土肥正弘（ドキュメント工房）
制作協力：社外アイデア企画室株式会社
協力：山形厚生病院、仙台富沢病院
日本パーソナルソング・メソッド協会
飯島敬一（量子論的印刷）

苦しみの医療から喜びの医術へ　情動療法への道

2024年10月23日　初版第1刷発行
著　者：藤井昌彦
発行者：晴山陽一
発行所：晴山書店
〒173-0004　東京都板橋区板橋2-28-8　コーシンビル4階
TEL　03-3964-5666／FAX 03-3964-4569
URL　http://hareyama-shoten.com/
発　売：サンクチュアリ出版
〒113-0023　東京都文京区向丘2-14-9
TEL　03-5834-2507／FAX 03-5834-2508
URL　https://www.sanctuarybooks.jp/
印刷所：恒信印刷株式会社

ISBN978-4-8014-9407-7